ART-BRAIN HEALTH - 그림을 통한 뇌 운동법2

인지재활심리사를 위한

틀린그림찾기

김태유 윌리스 뇌과학연구소 지음 | 임장석 그림

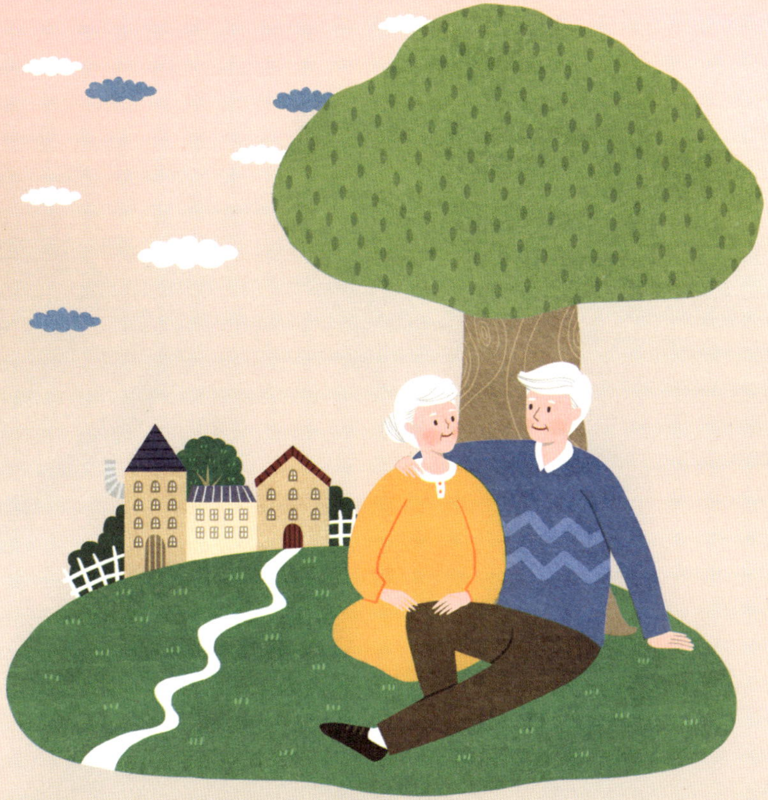

서현사

머리말

지난 20여 년간 치매환자를 위한 다양한 치매예방과 인지재활 프로그램을 연구개발해 보급했다. 하지만 몸에 좋은 약은 입에 쓴 법인데, 아무리 좋은 프로그램이더라도 하기 싫고 재미가 없으면 누구도 따라하지 않는다. 일반적으로 판매되고 있는 기존의 프로그램이나 교재들을 검토한 결과 약간의 인지장애, 노안에 의한 시력 저하, 기억력 감퇴 같은 제한적인 문제를 가지고 있는 치매환자에게 부족한 점들이 너무 많았다.

누구나 한번쯤 일상생활에서 경험한 적이 있으면서 남녀노소 모두가 쉽게 할 수 있고 놀이처럼 재미있게 할 수 있는 것이 무엇일까 하고 고민 중에 떠오른 아이디어가 '그림'이었다. 그림그리기, 숨은그림찾기, 틀린그림찾기, 색칠하기 같은 프로그램은 단순히 그림을 아름답게 완성하거나 채색을 목적으로 하는 것이 아니다. 손과 눈의 협응력, 시공간지각력, 구성능력 등 뇌기능을 활성화시킬 수 있다. 이를 바탕으로 '아트브레인(Art-Brain)' 프로그램을 개발했다. 아트브레인은 만족감, 성취감, 예술적 감성자극 등 정서적 측면까지 고려하여 구성한 '그림을 통한 뇌 운동법'이다.

'틀린그림찾기'에서는 대상자의 상황에 맞춰 사용할 수 있도록 그림을 5단계(Level 1, Level 2, Level 3, Level 4, Level 5)로 단순화하여 구성했다. 단계는 그림의 난이도 별로 구분했고, 뒤쪽의 색칠하기는 흑백 그림의 틀린 부분부터 먼저 찾아 표시를 하고 나머지 부분도 색칠할 수 있도록 했다. 색칠은 원본과 같은 색을 칠해도 되고 다르게 색칠해도 상관이 없다. 이 프로그램은 관리기능, 시공간 지각력, 기억력 등을 활성화시키지만, 특히 주의력에서는 더 효과적이다. 주의력은 모든 인지기능의 기본이 되는 능력으로, 주의력 향상만으로도 다른 인지기능의 개선 효과를 얻을 수 있다.

최근 치매 국가 책임제로 치매의 예방과 환자 관리에 많은 관심이 쏟아지고 있다. 때문에 보다 나은 치매관리 대책을 위해 더 많은 노력이 필요할 때다. 이와 같은 인지기능의 개선에 도움이 될 수 있는 다양하고 전문화된 교재 교구가 더 많이 개발되기를 기대한다.

부산윌리스병원장 김태유

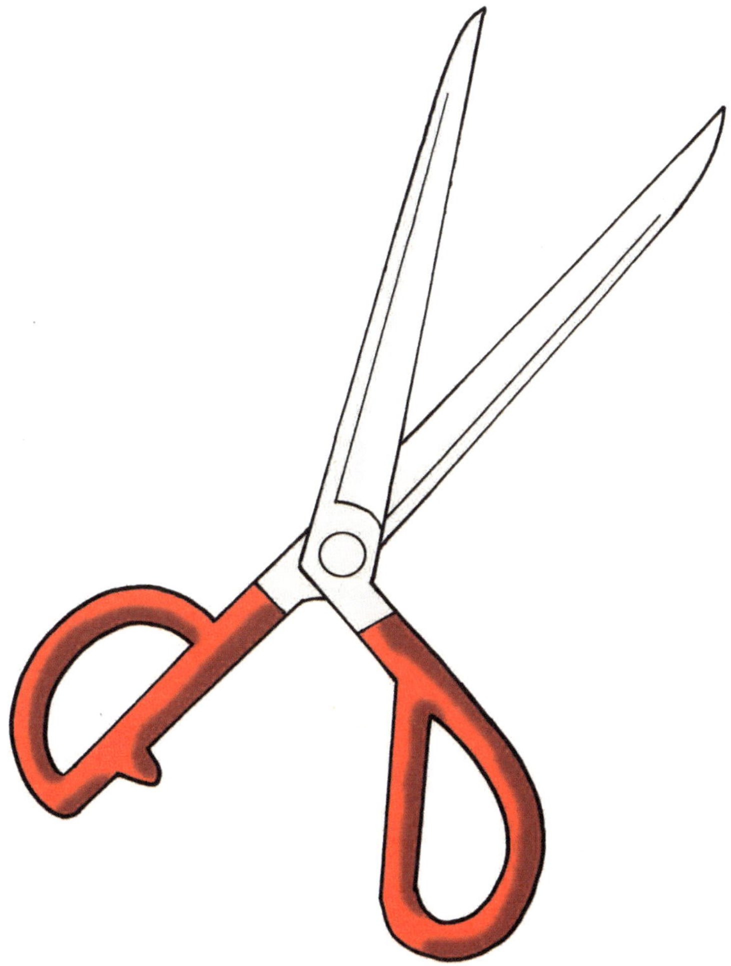

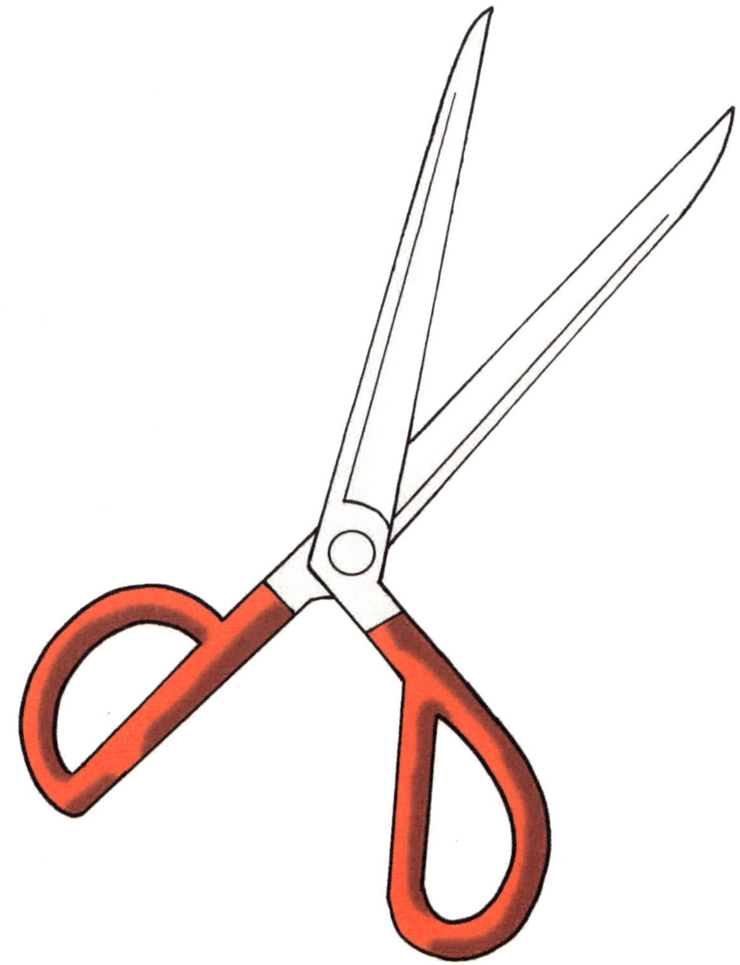

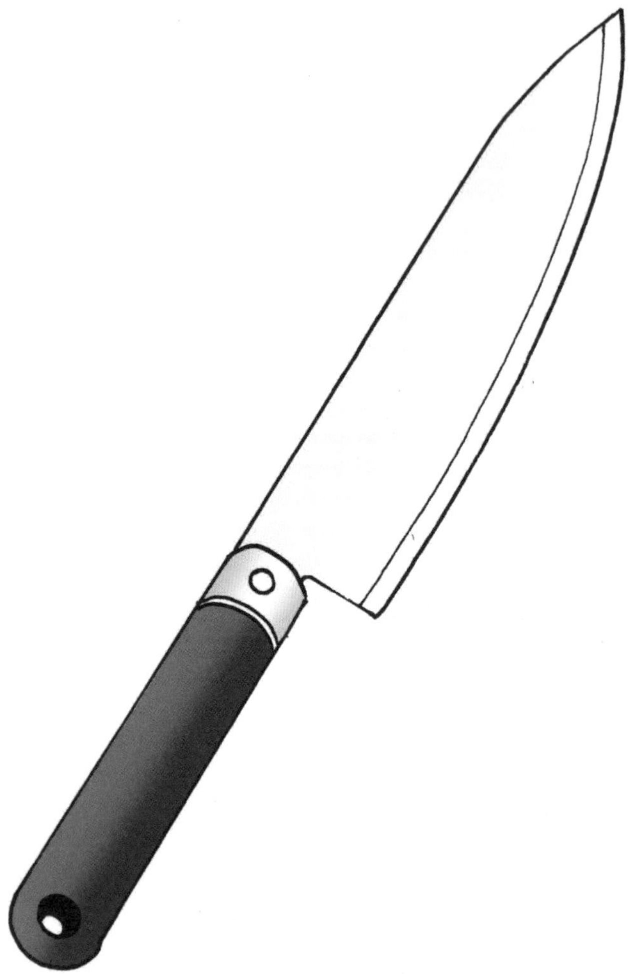

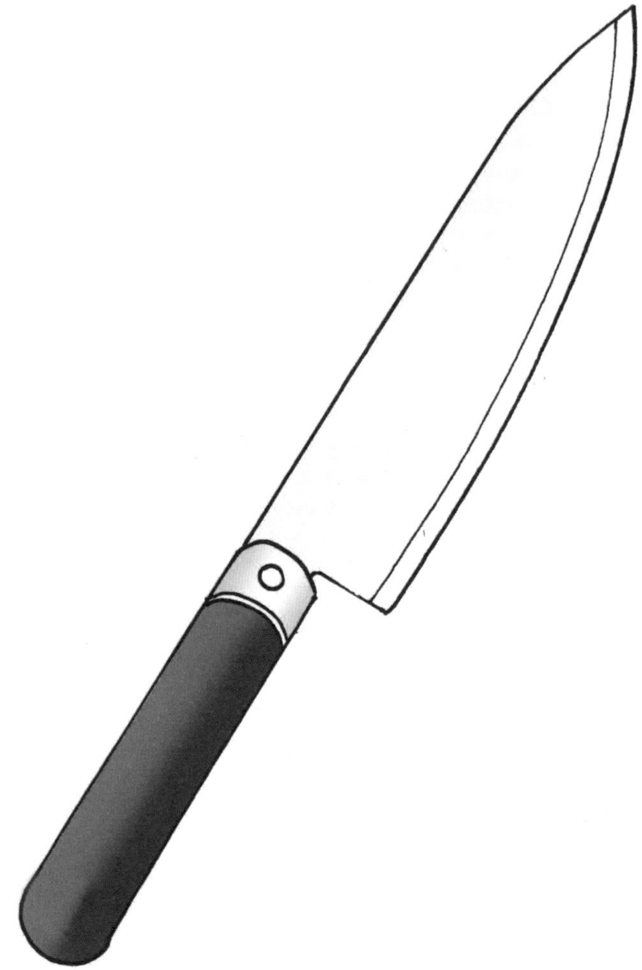

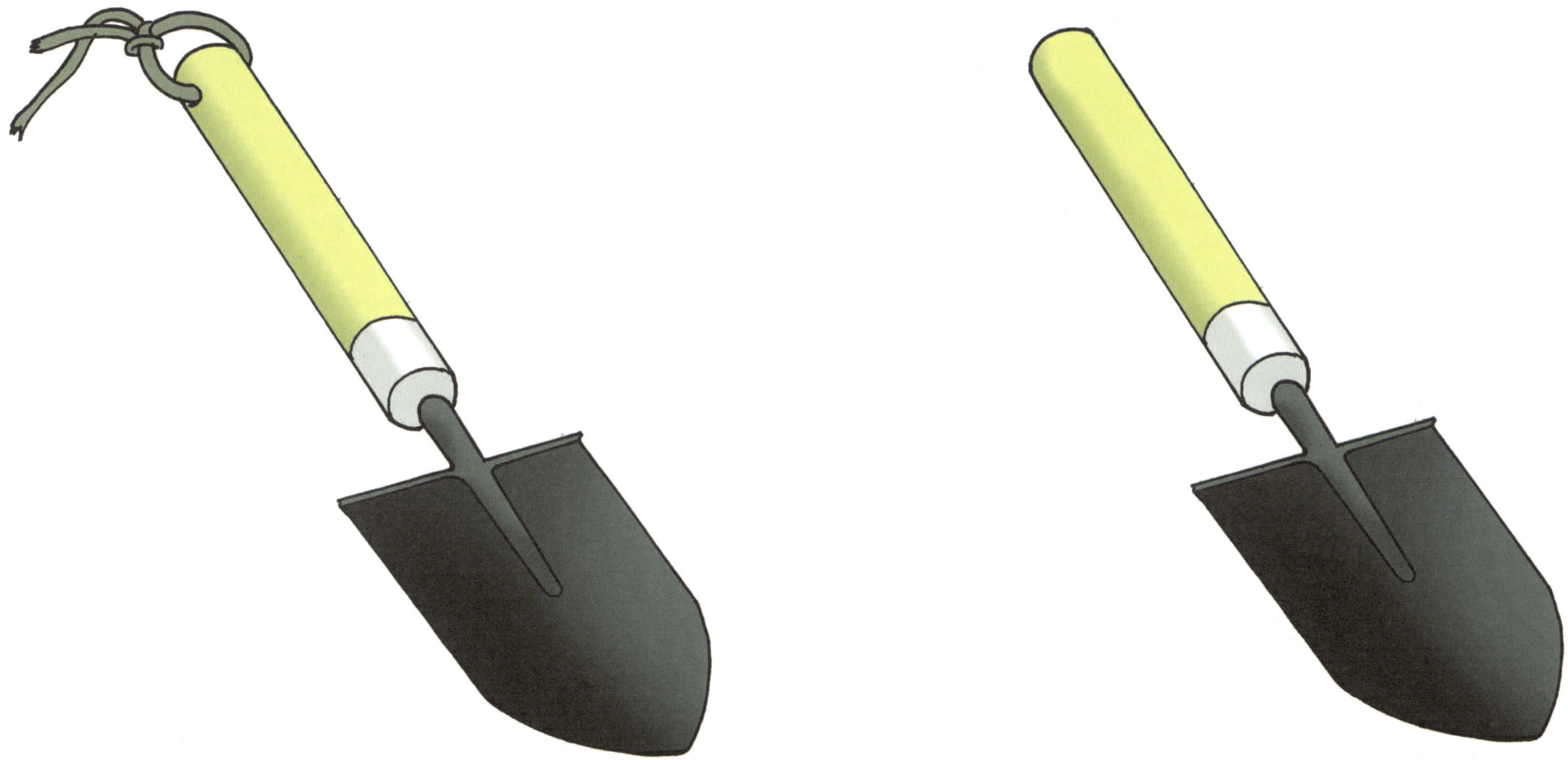

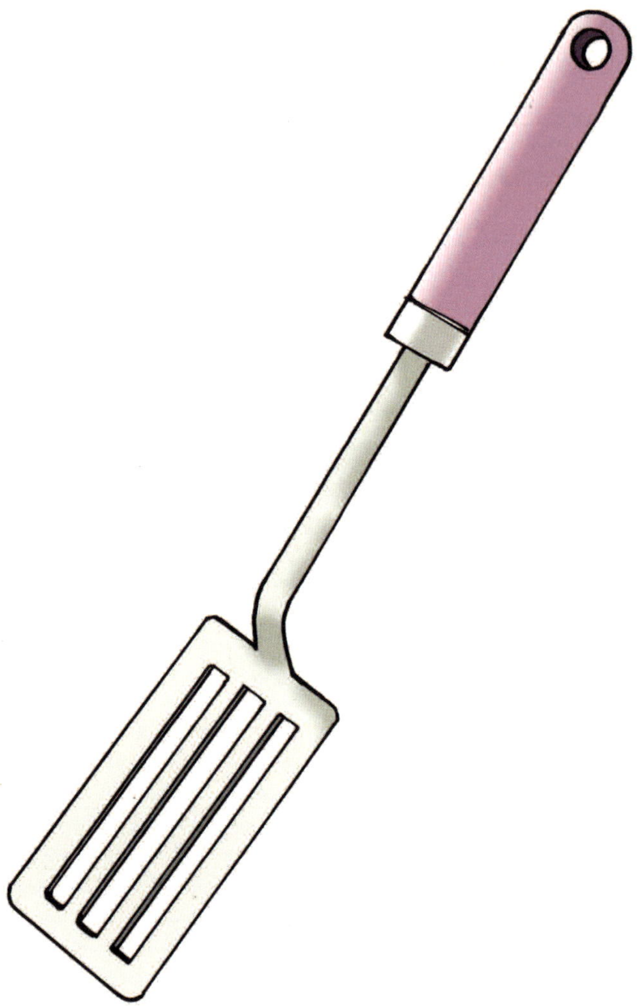

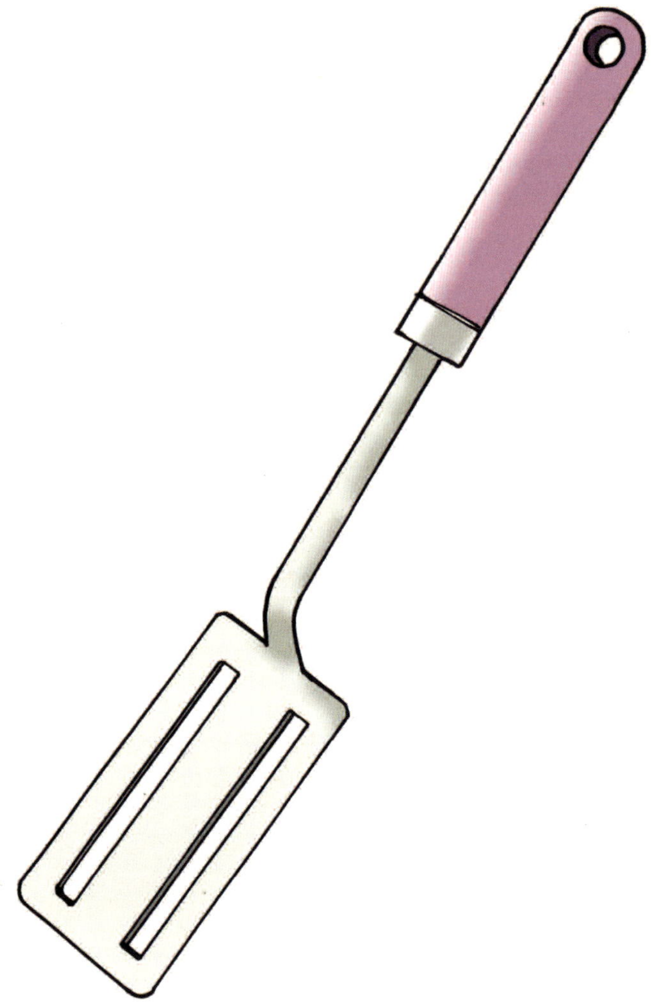

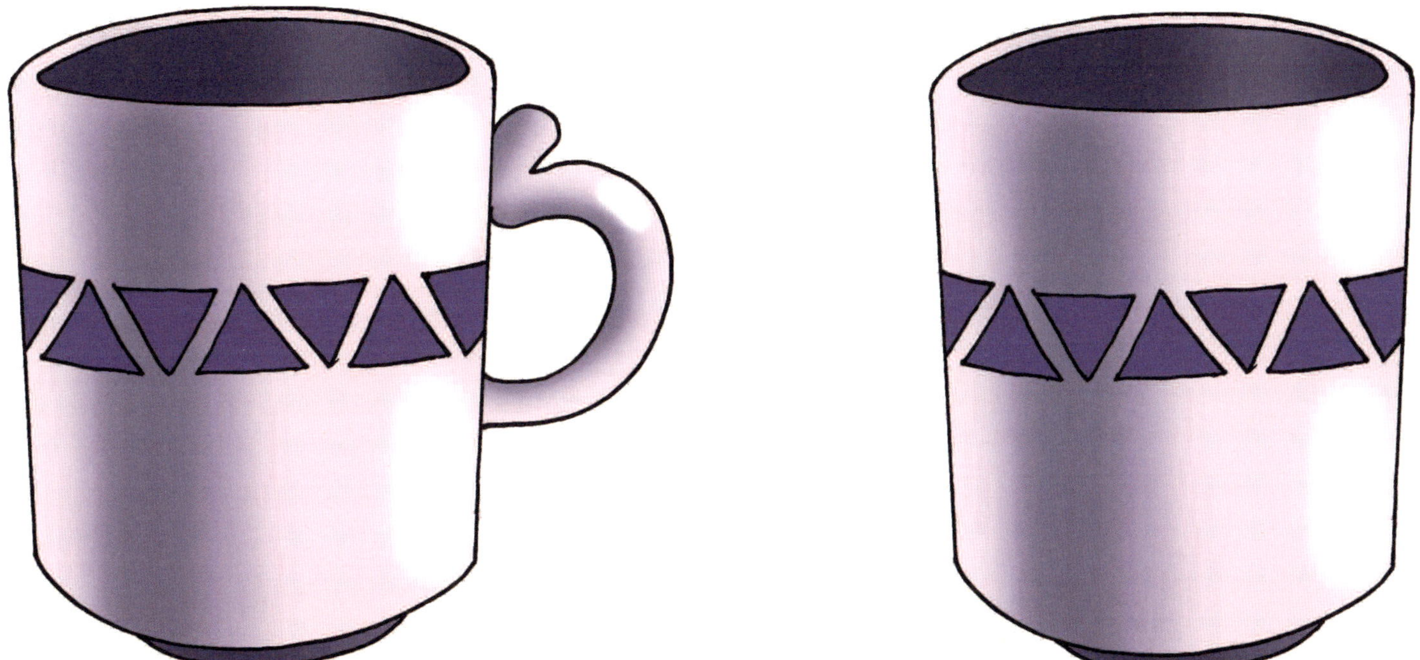

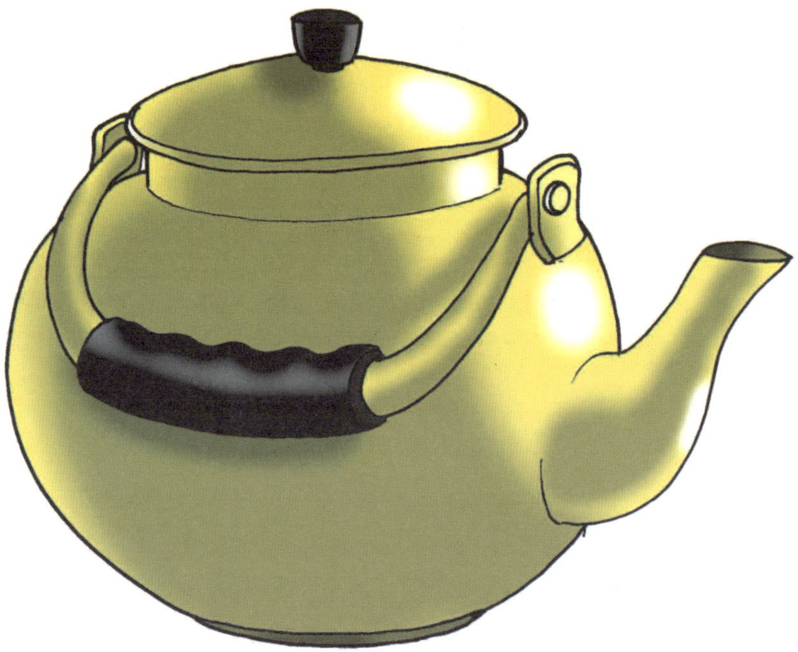

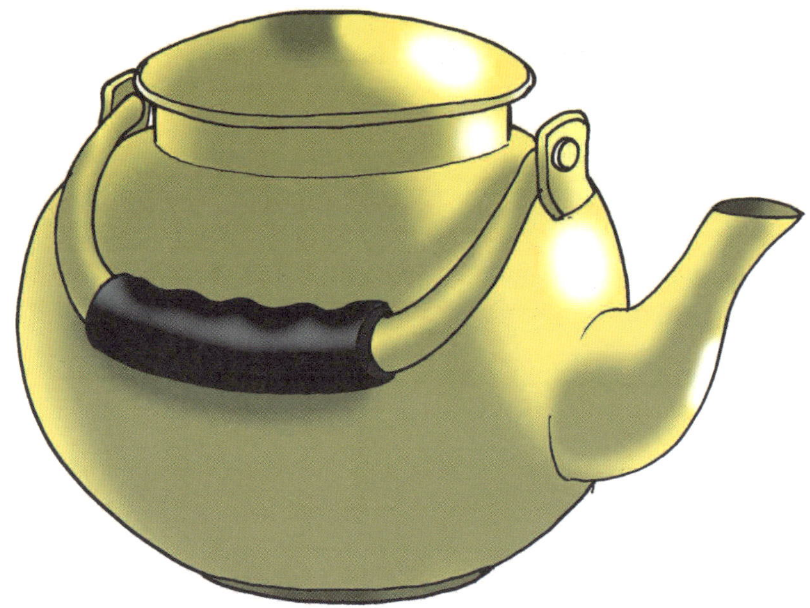

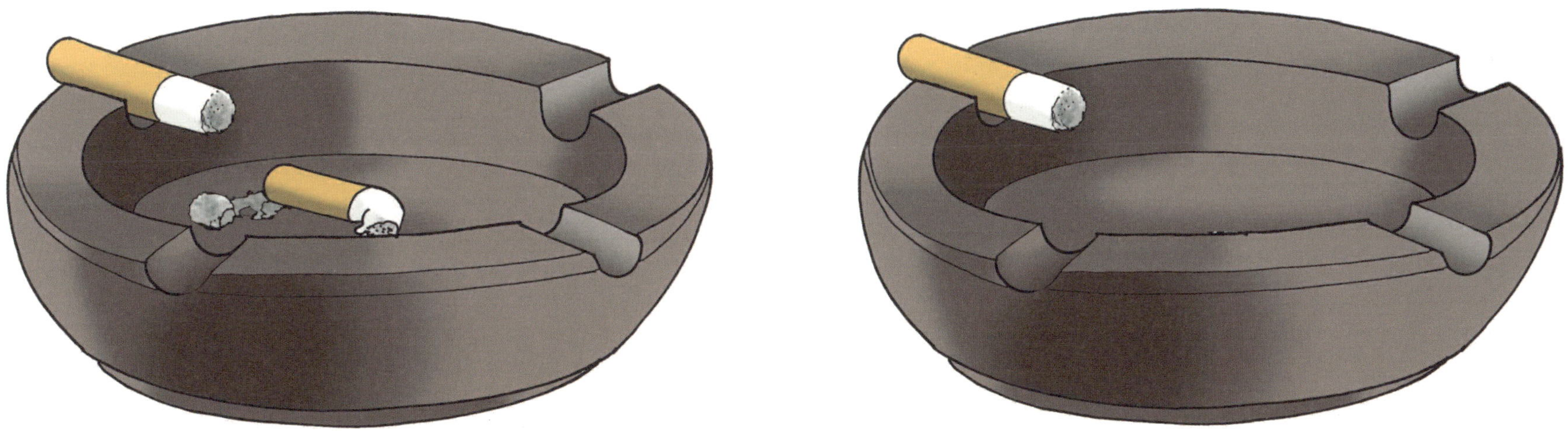

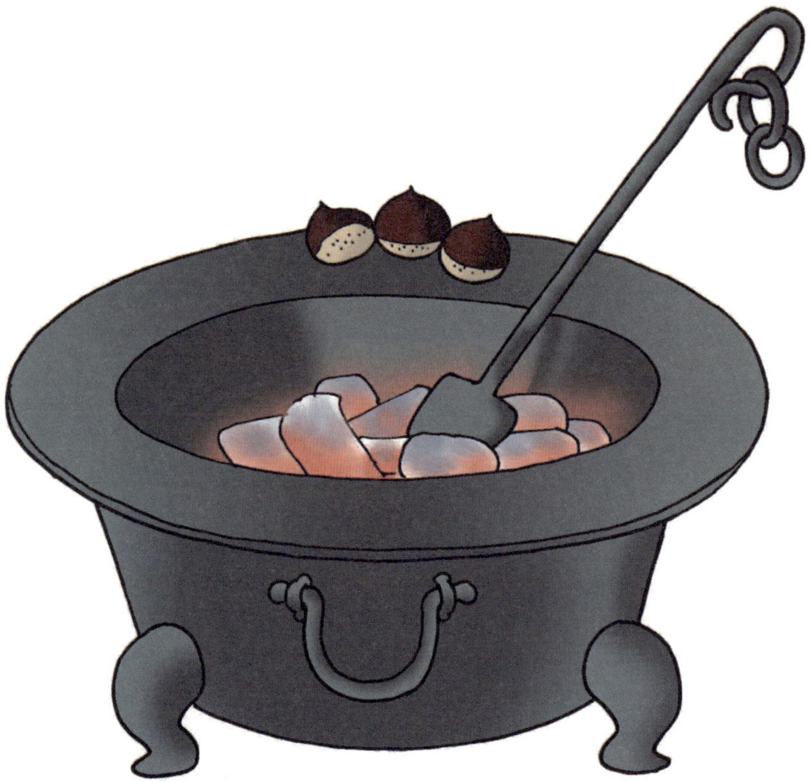

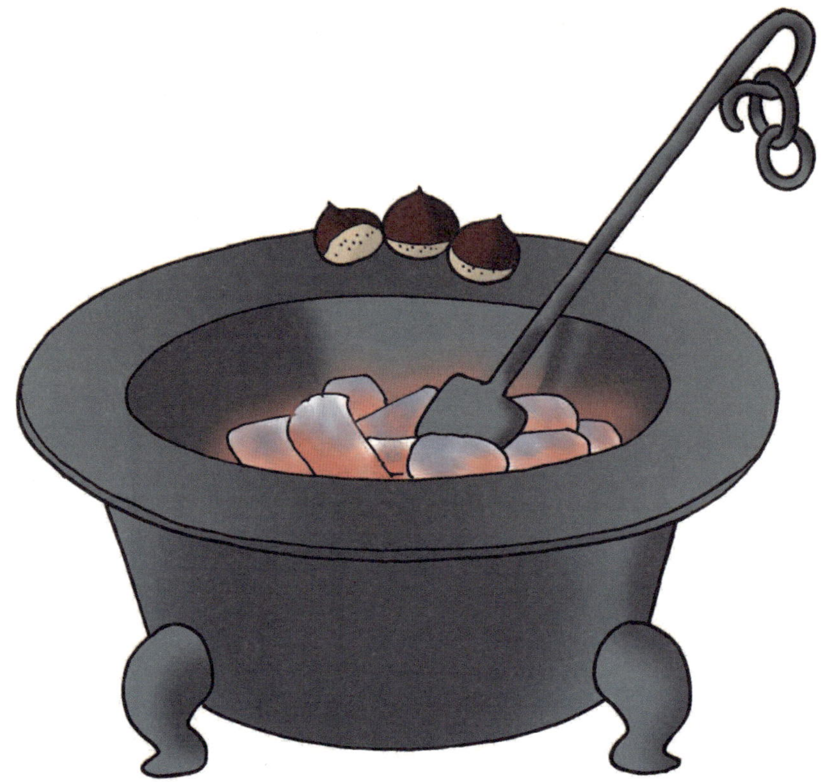

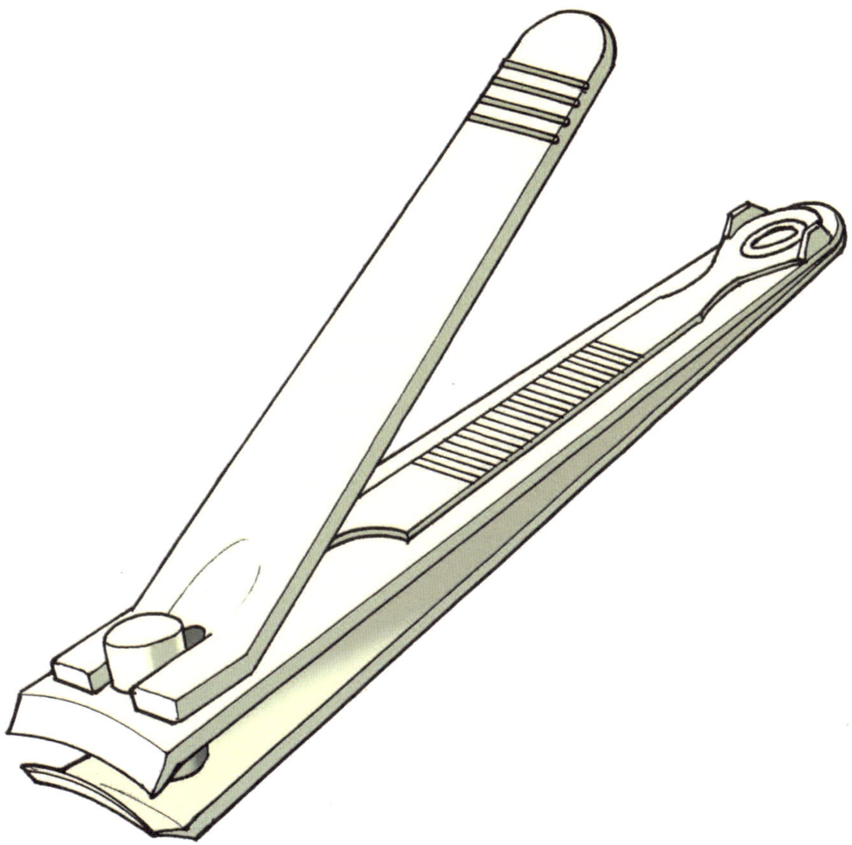

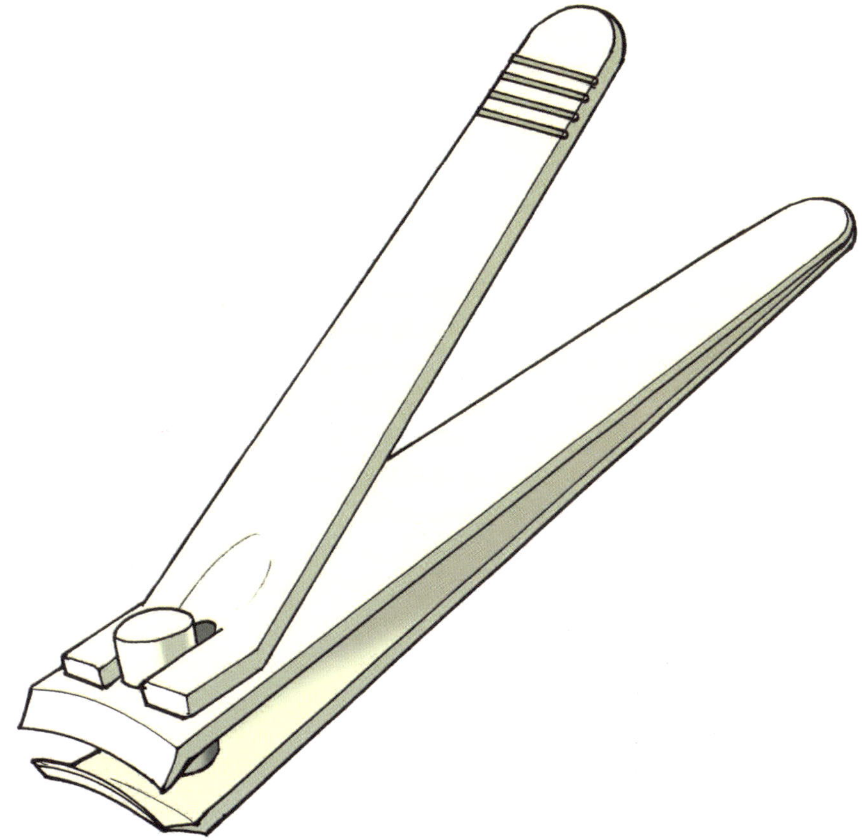

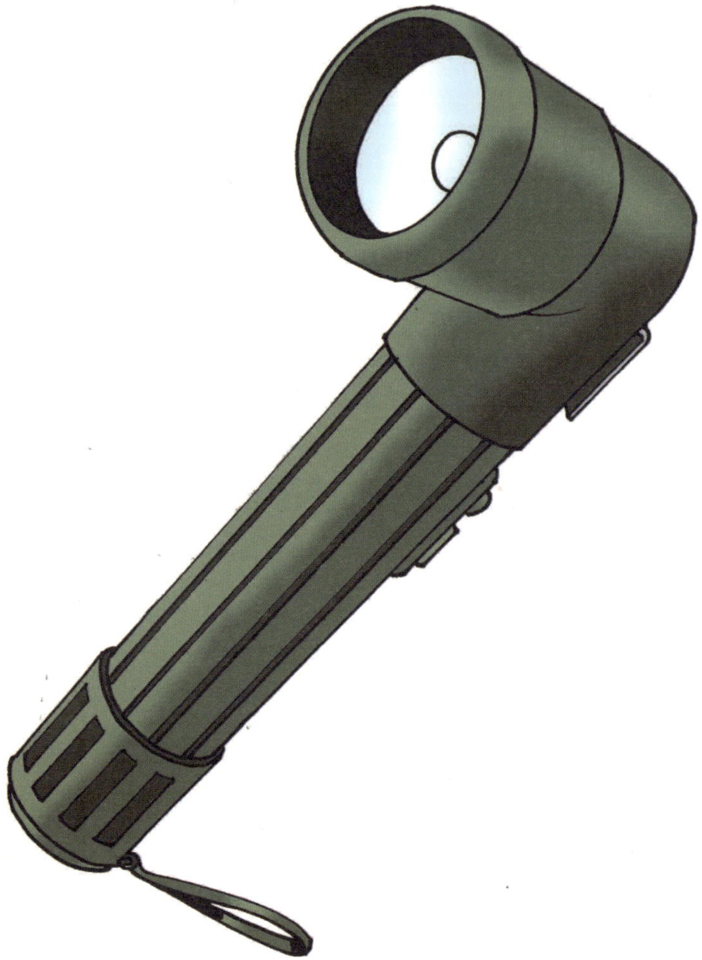

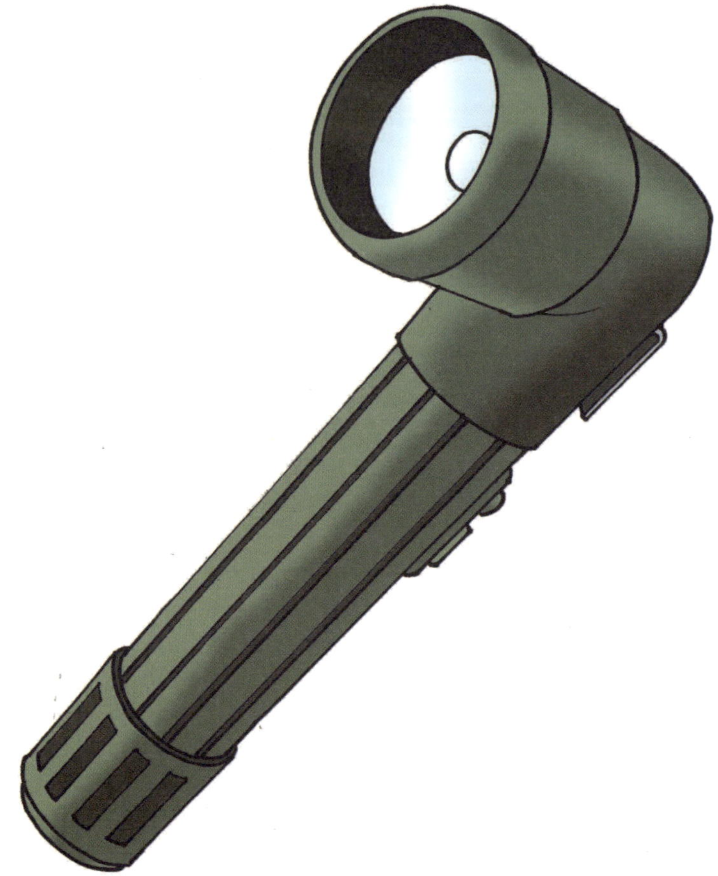

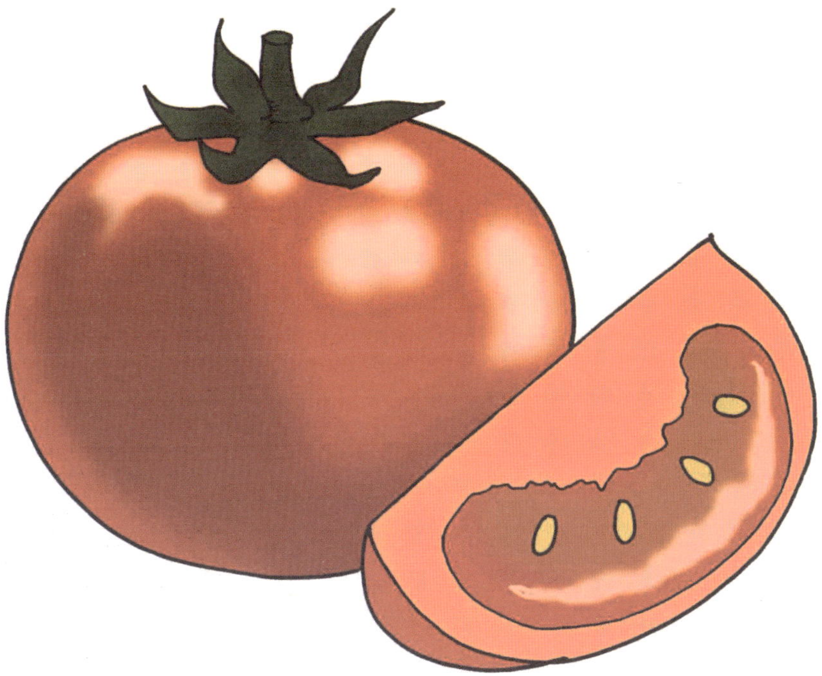

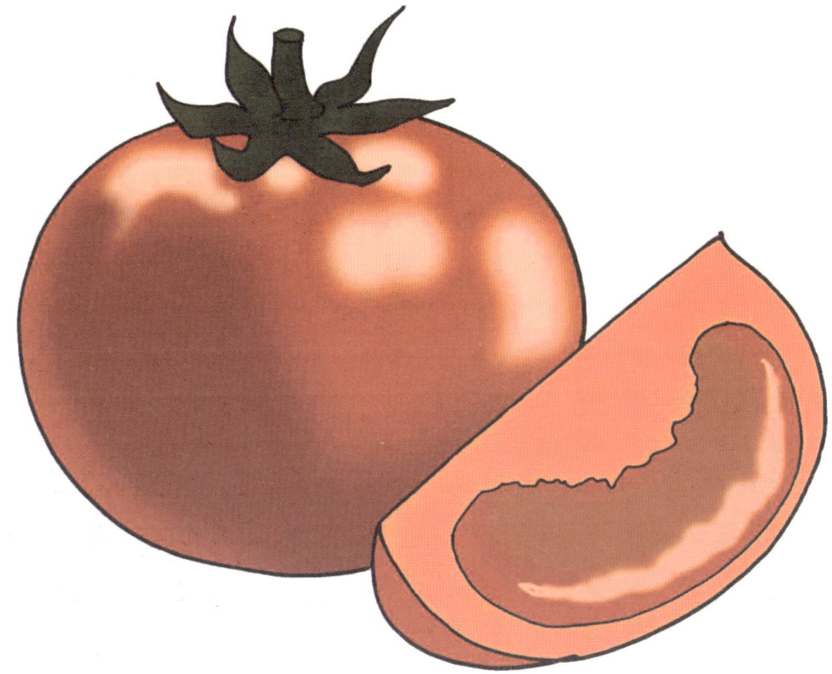

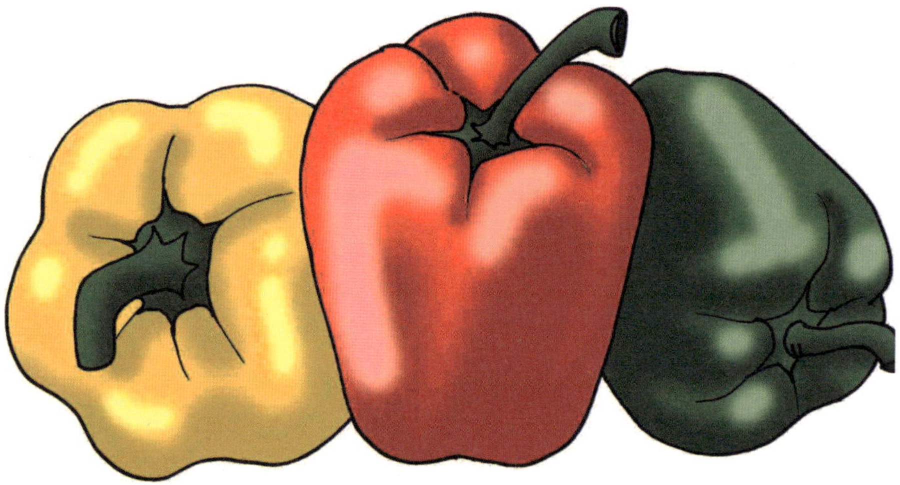

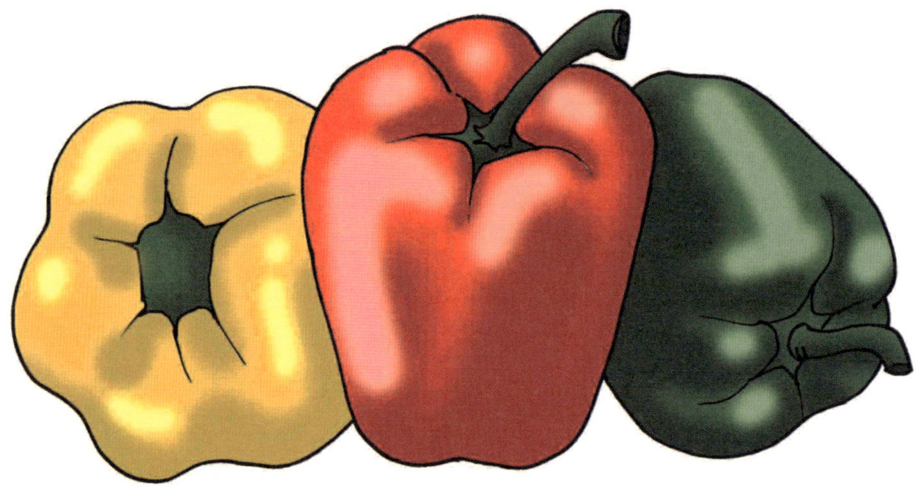

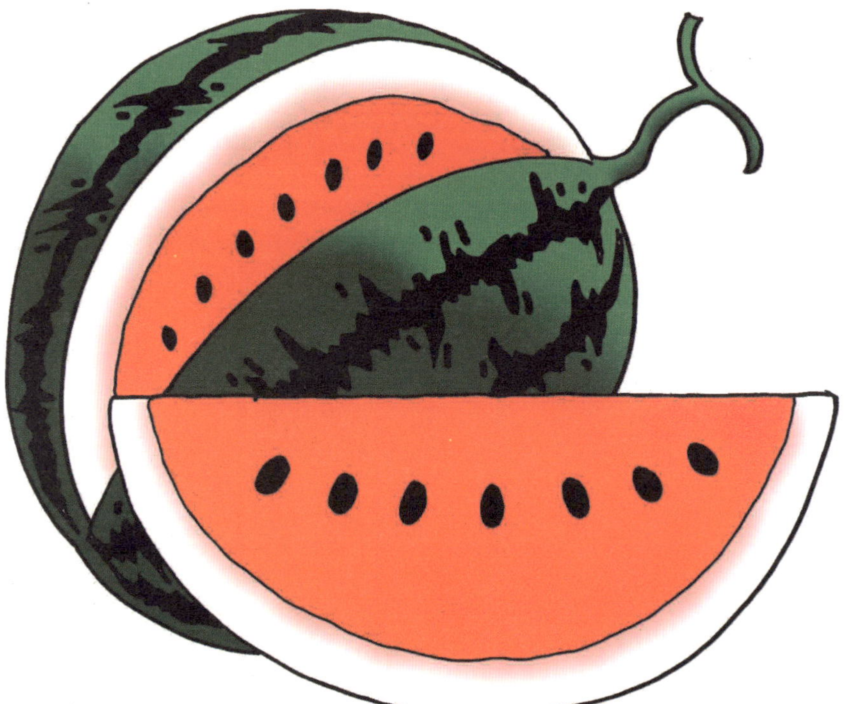

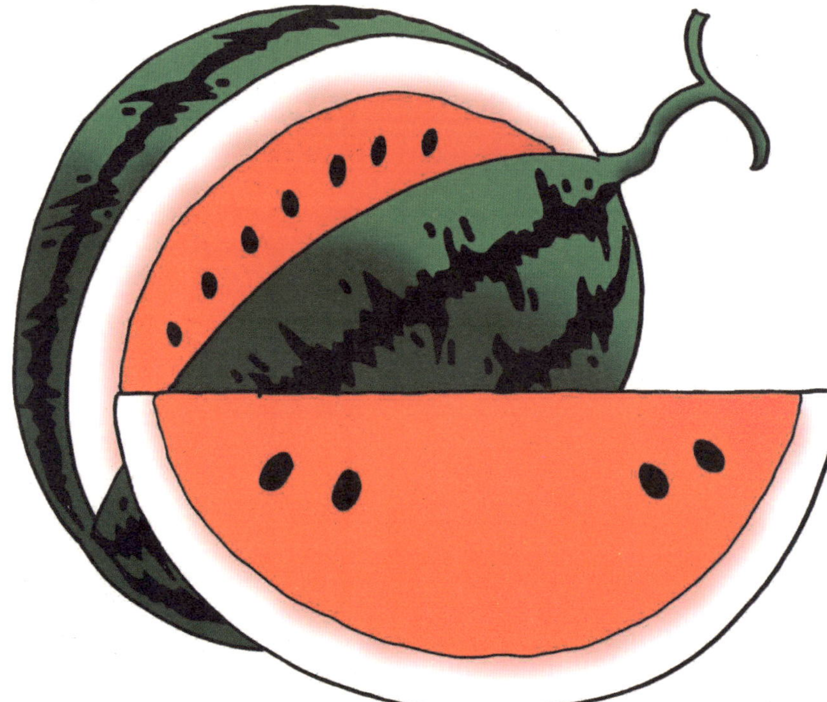

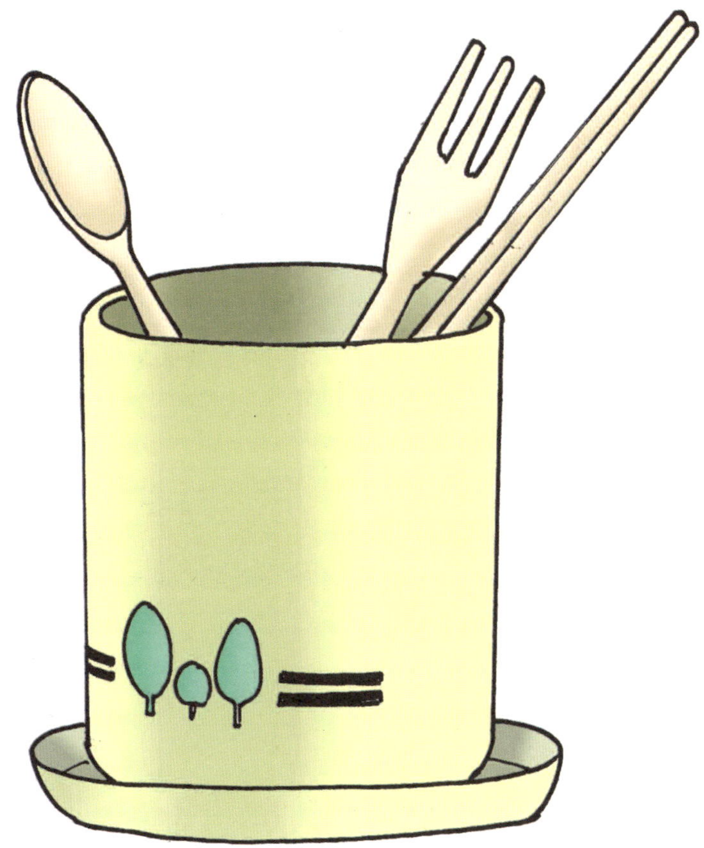

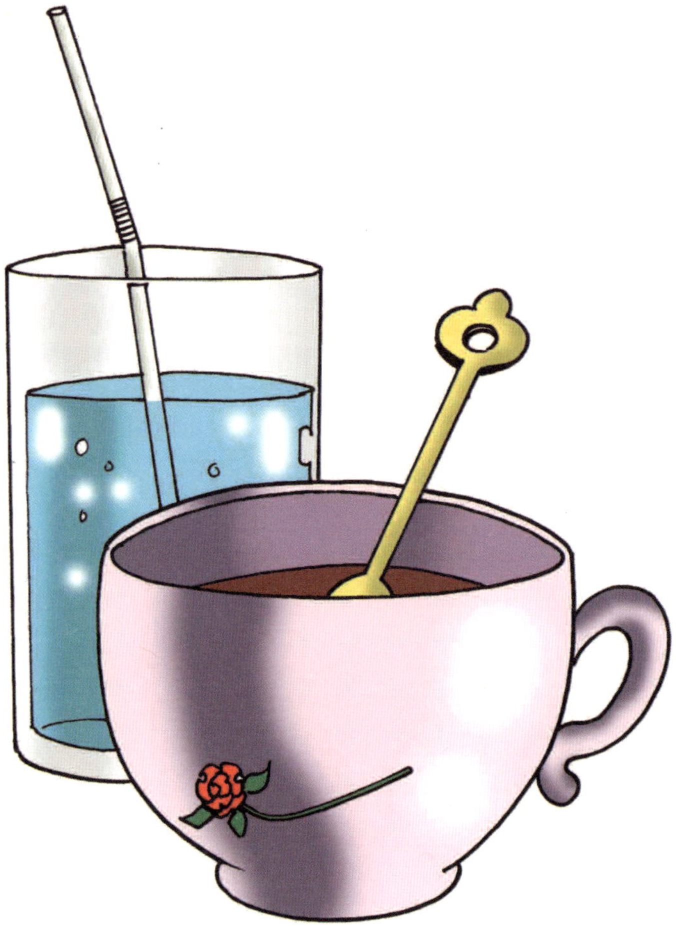

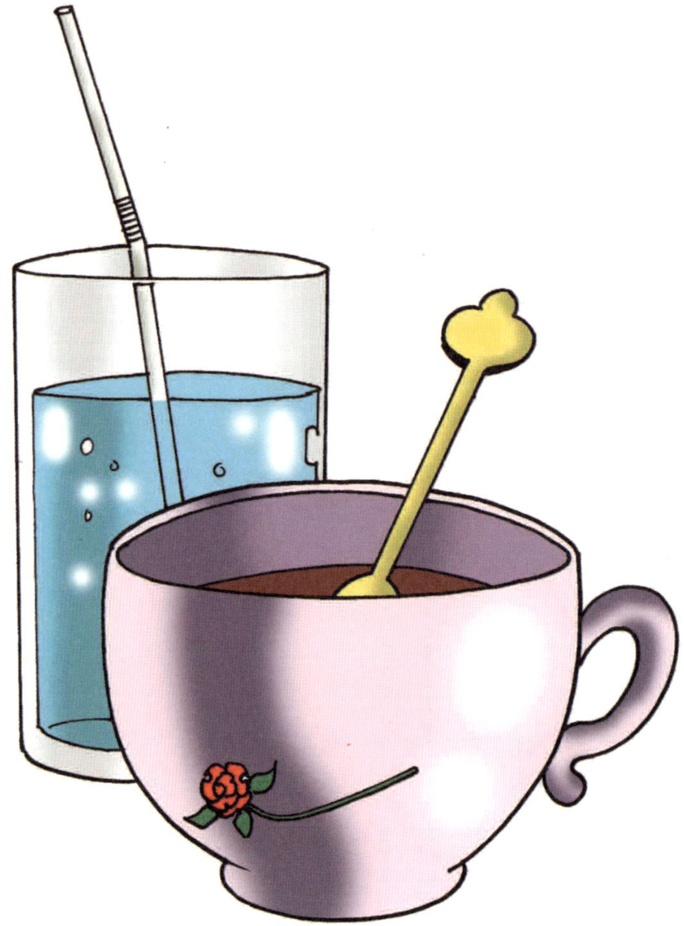

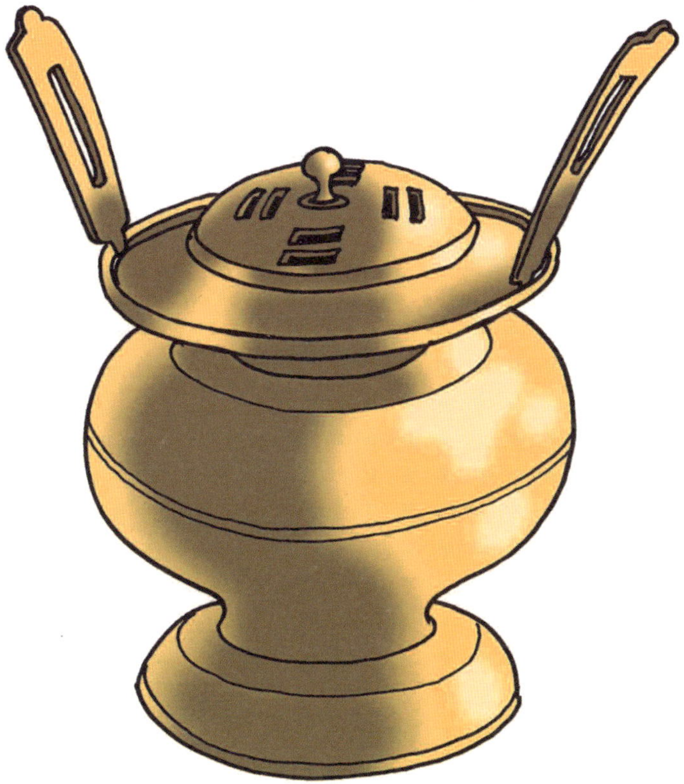

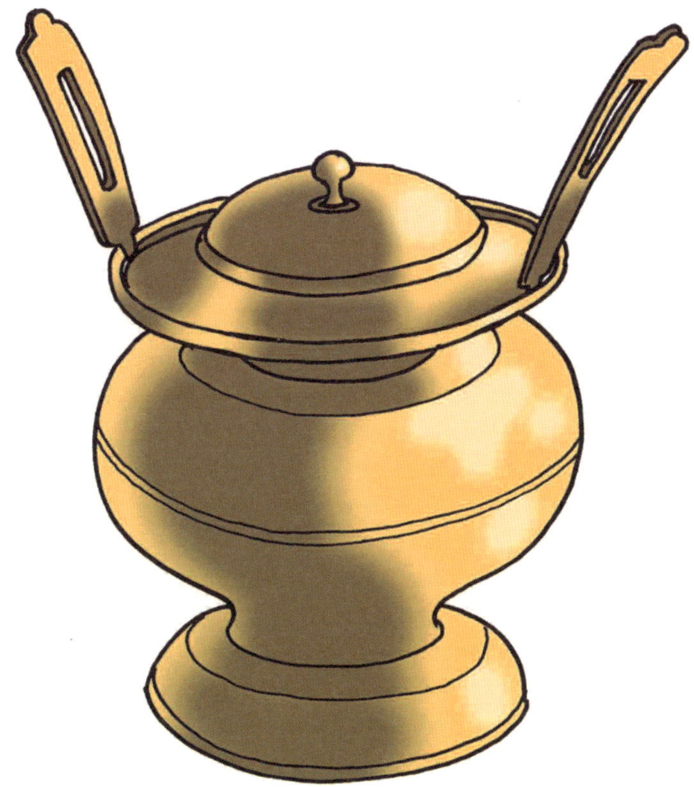

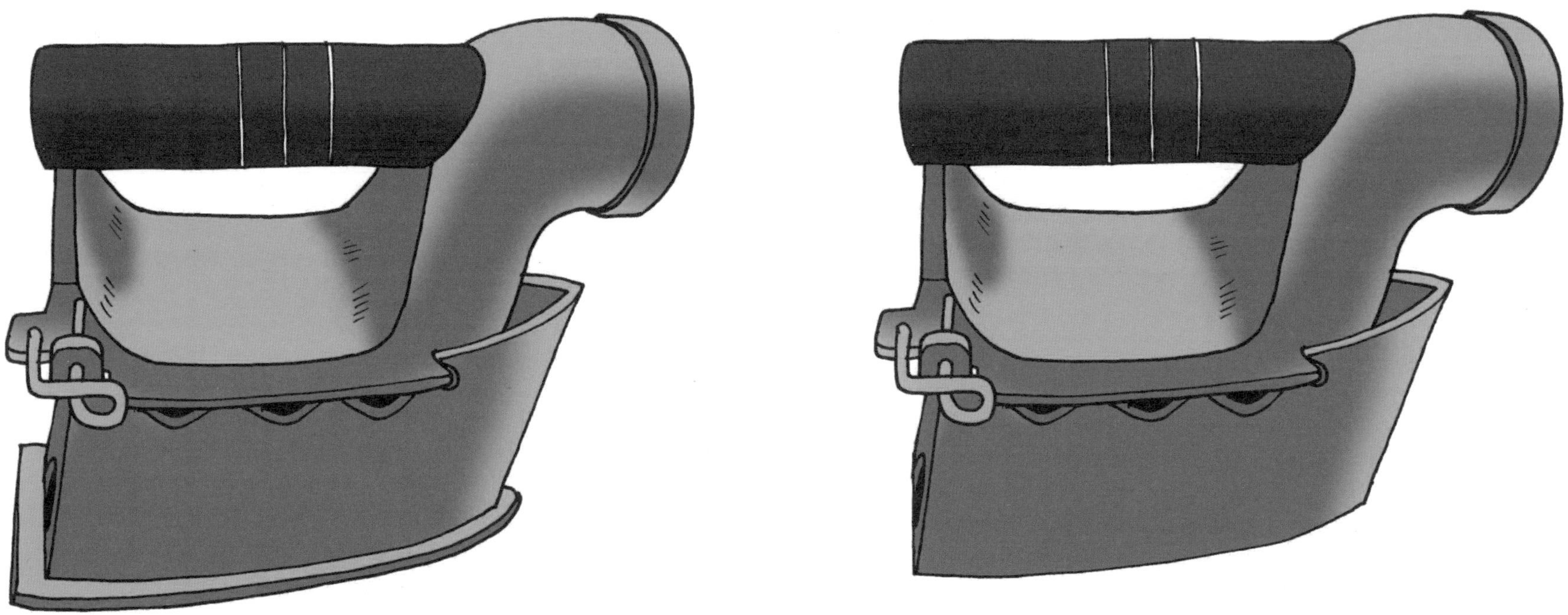

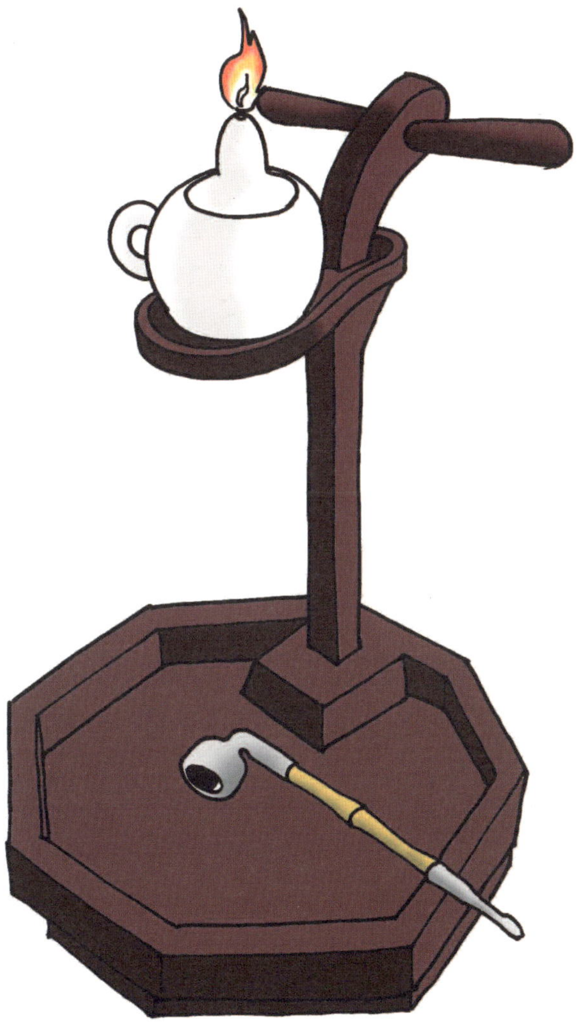

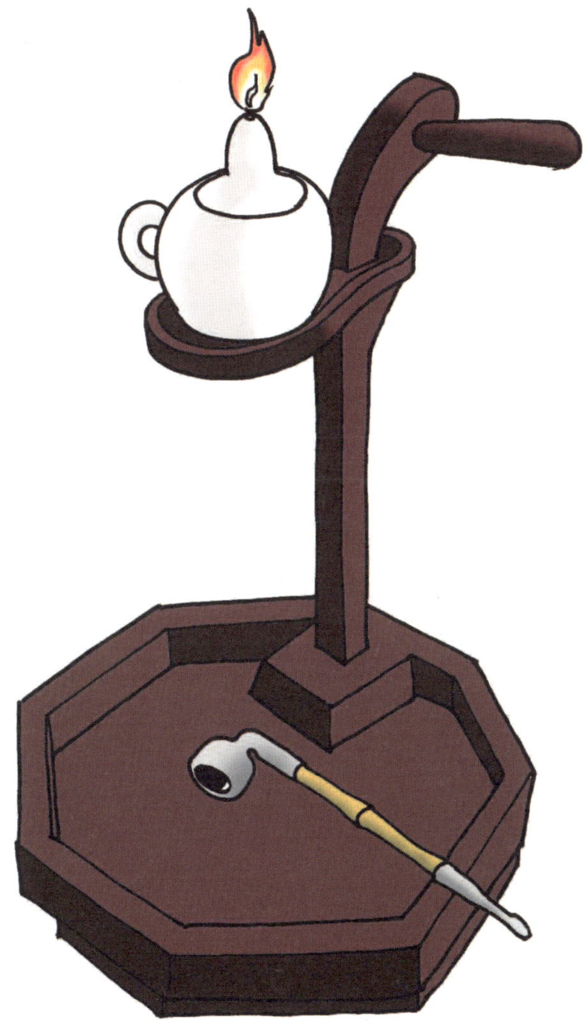

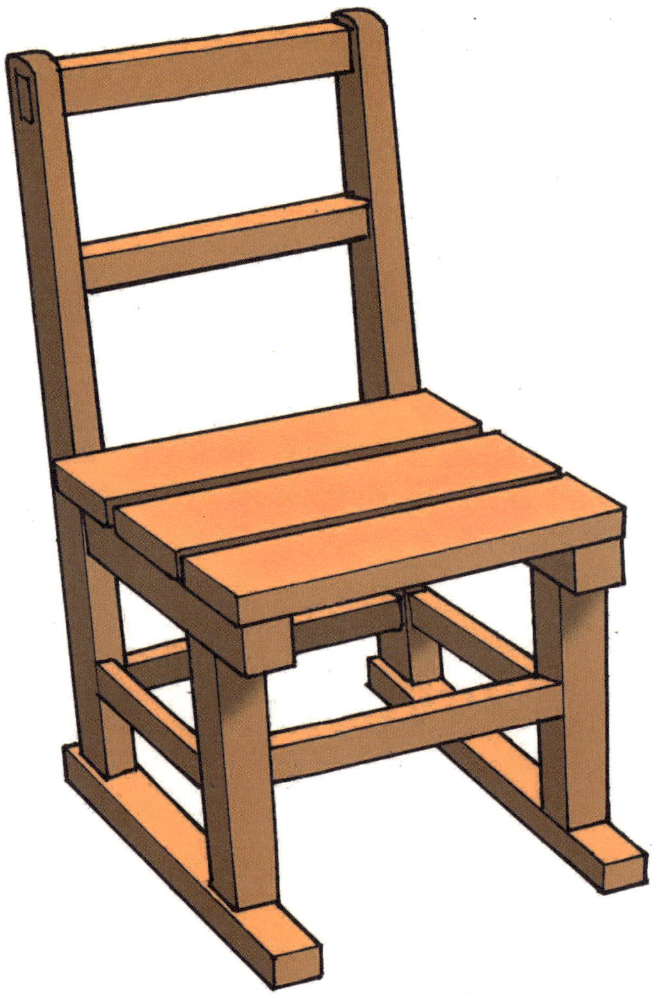

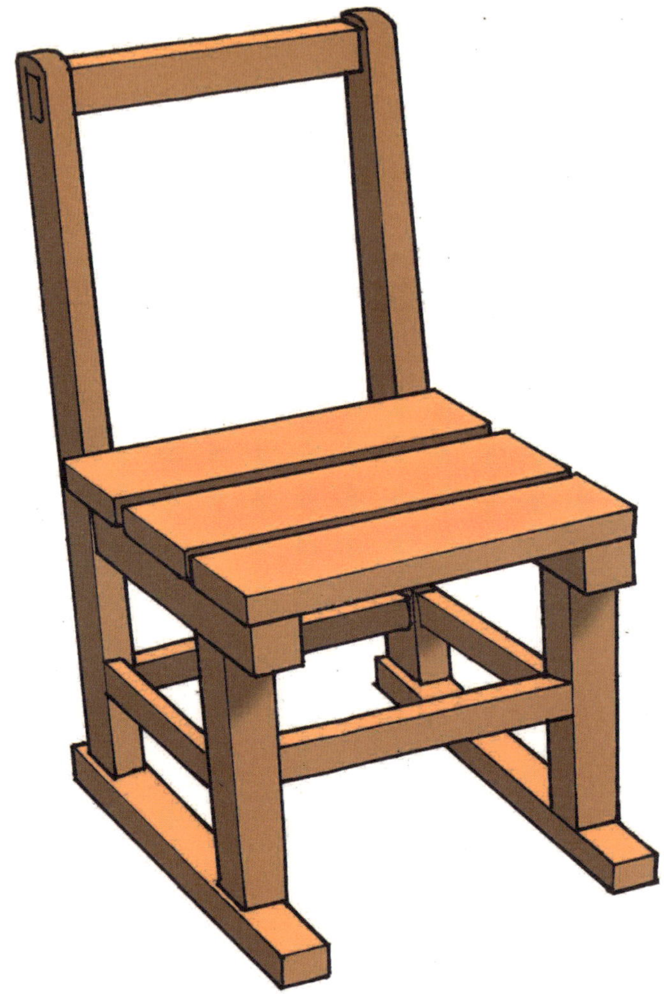

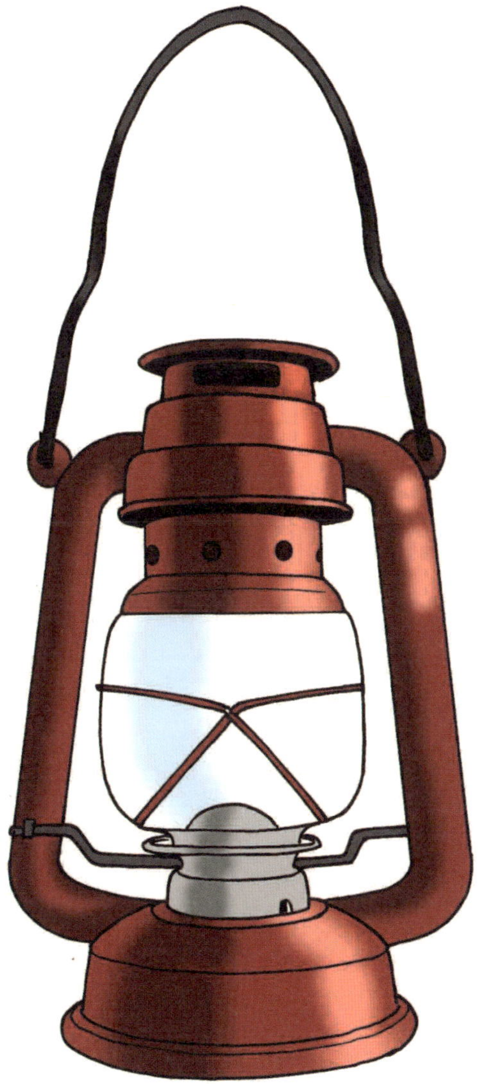

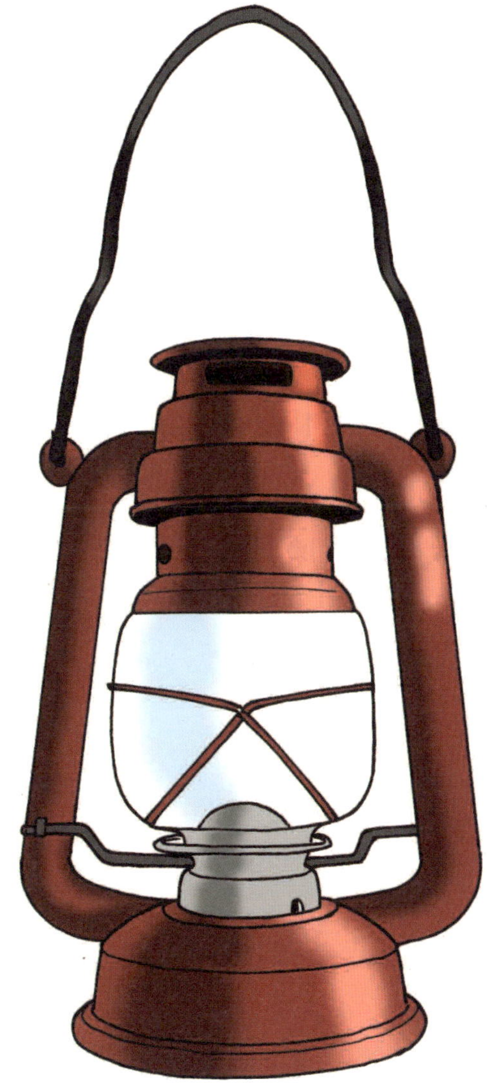

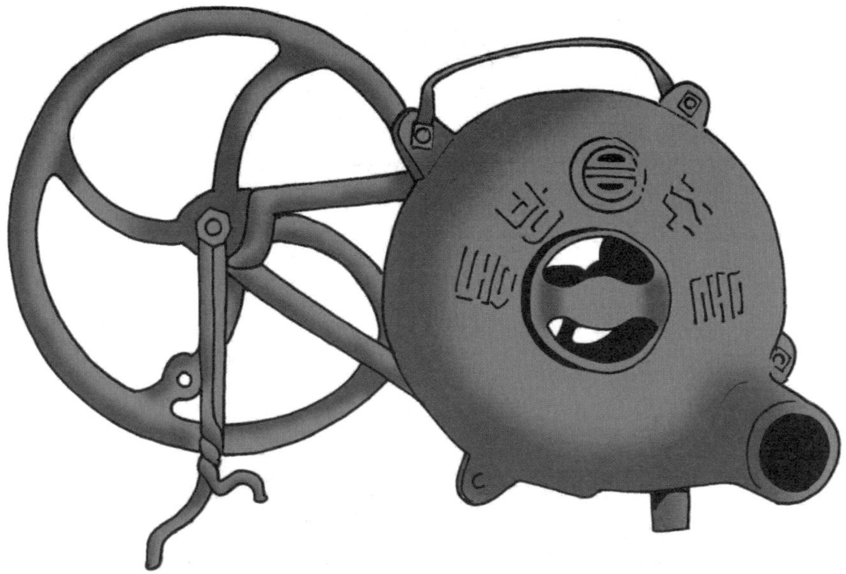

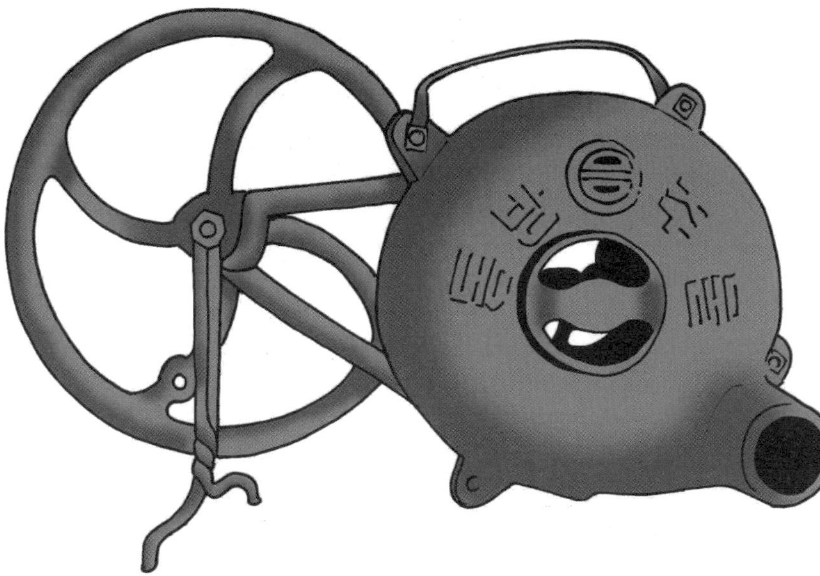

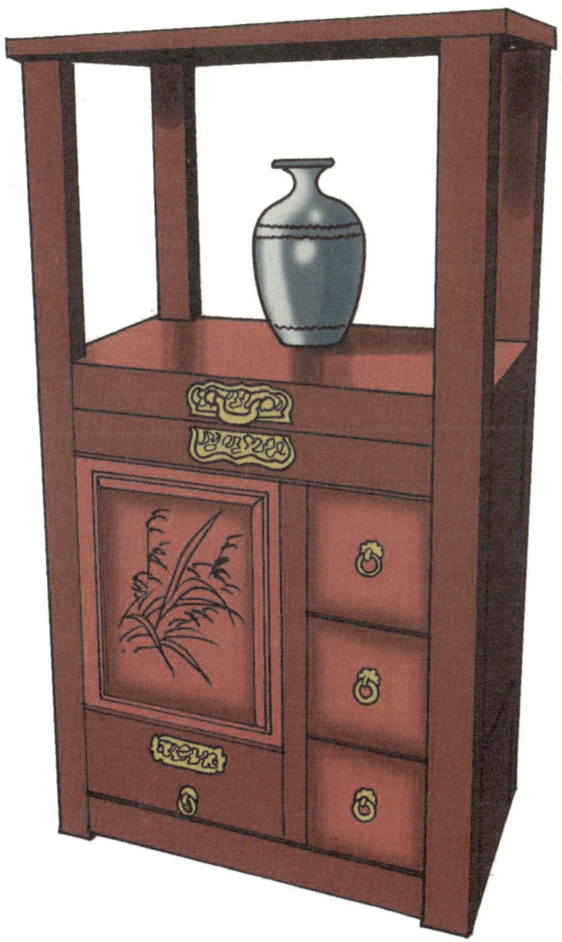

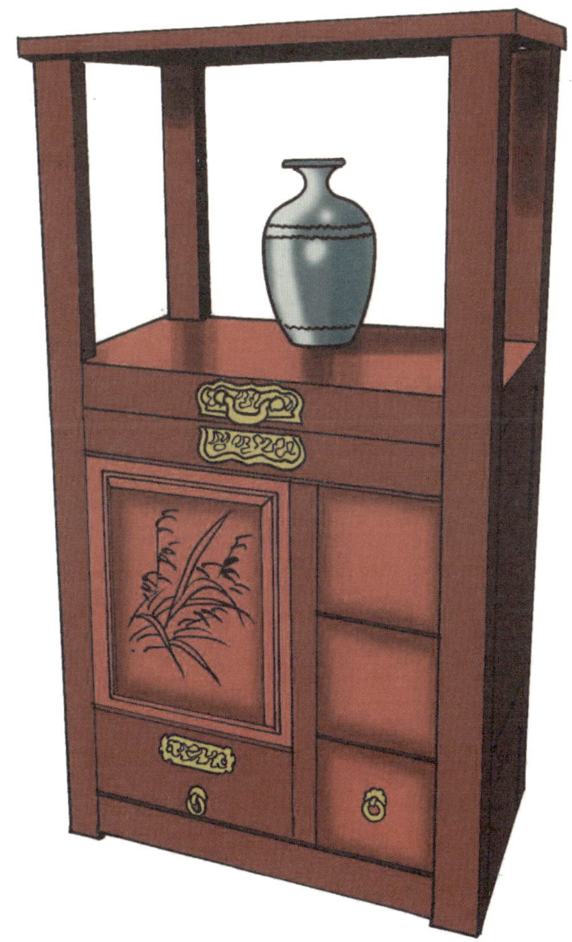

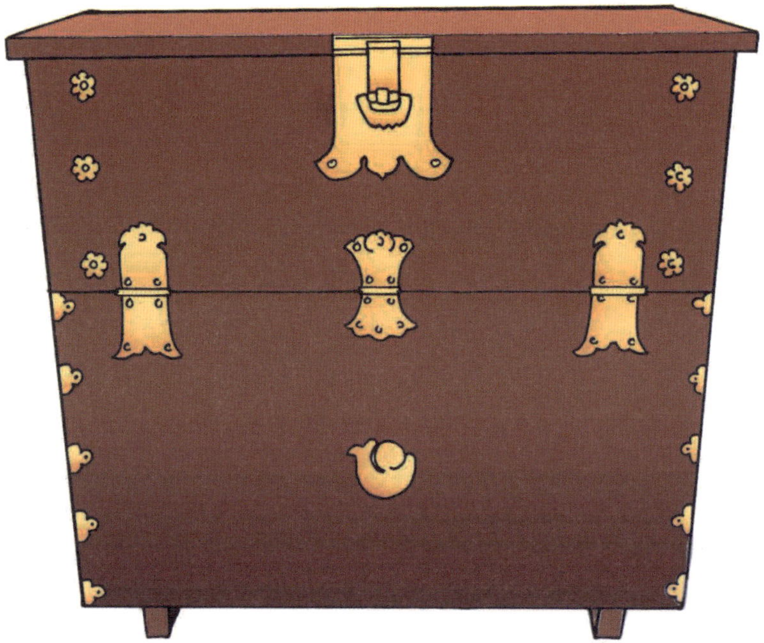 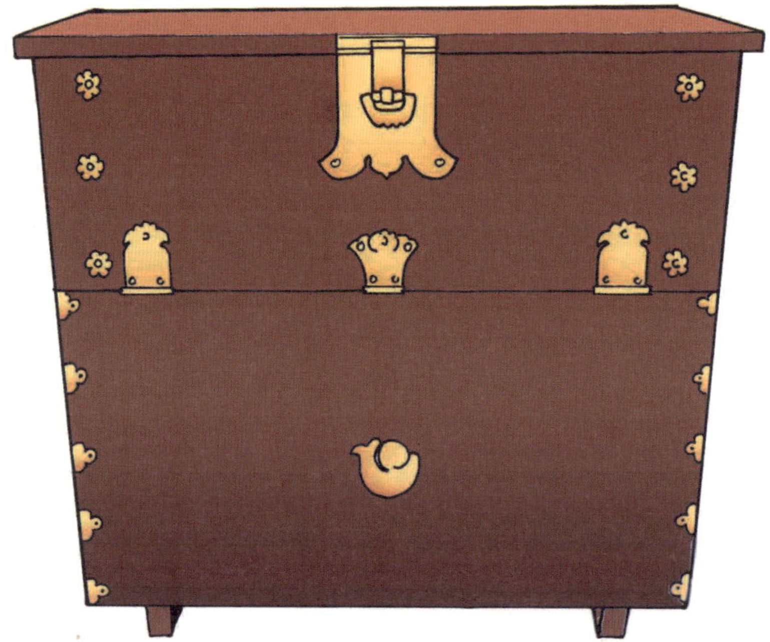

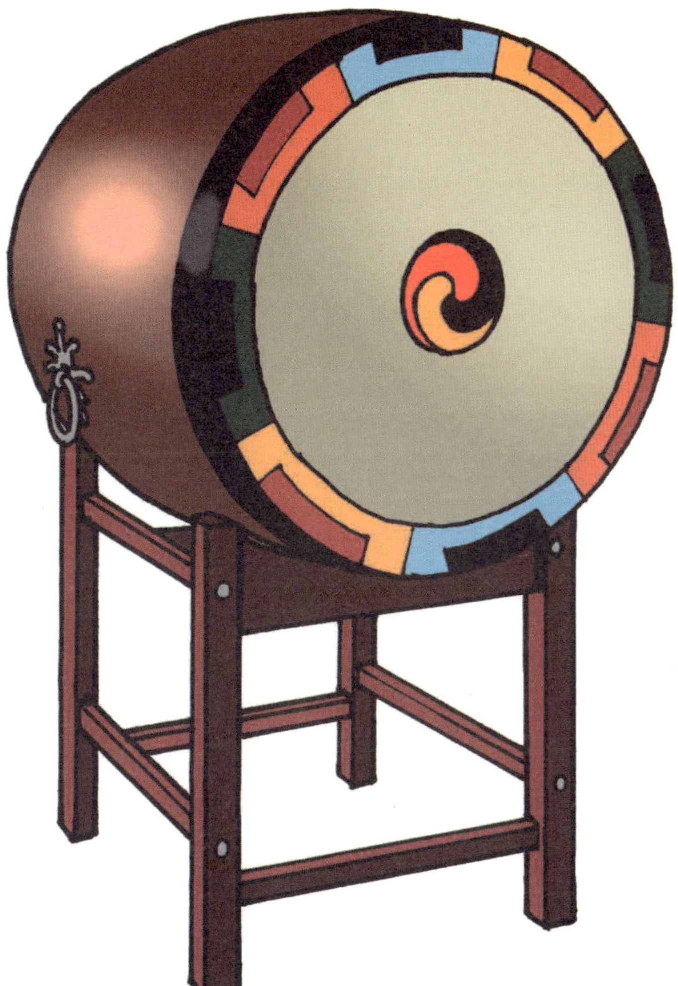

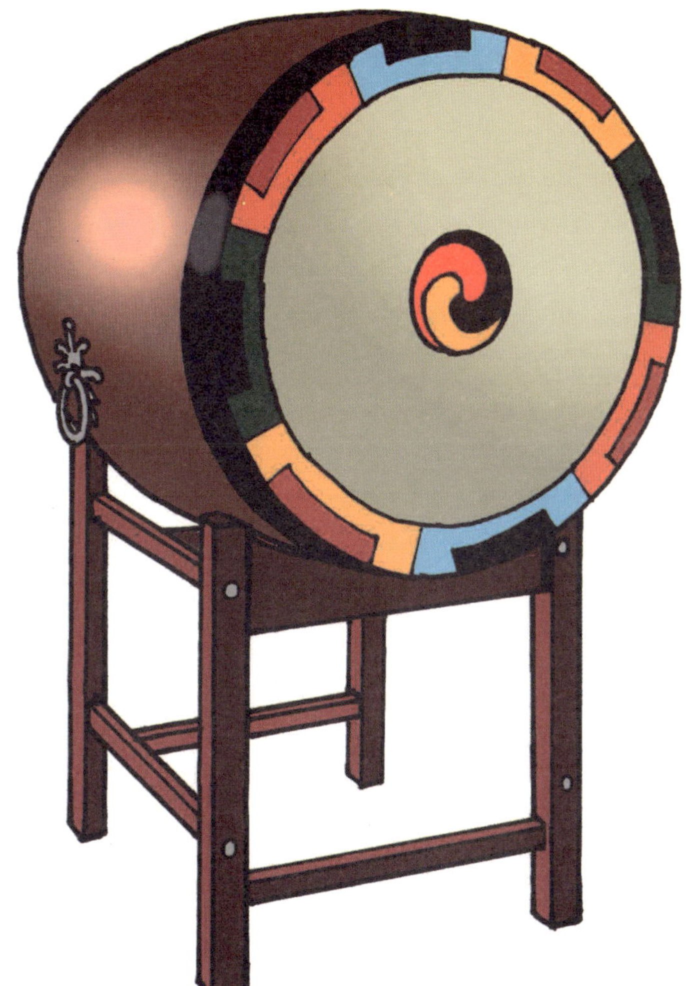

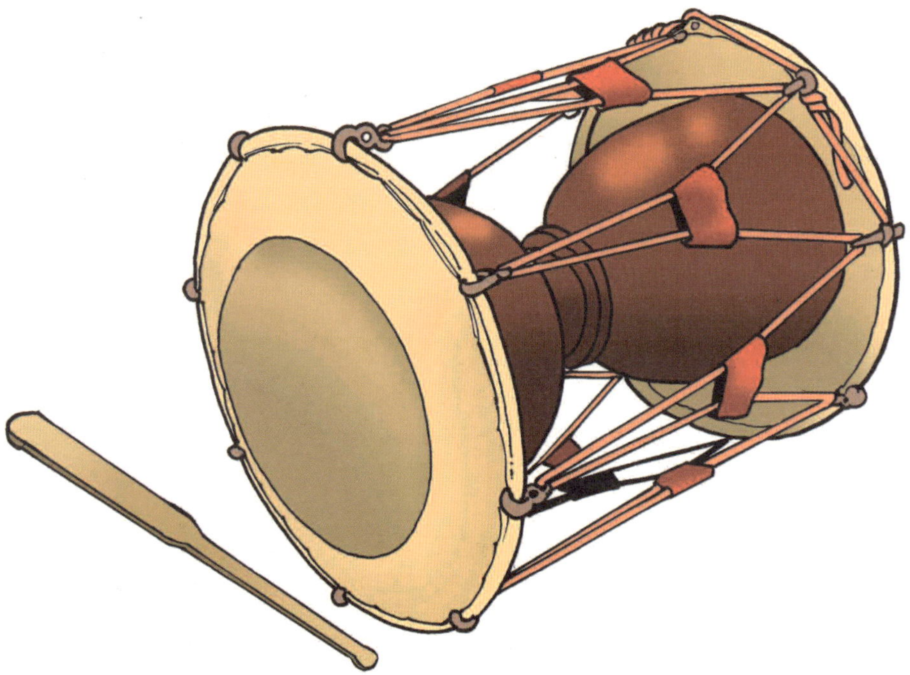

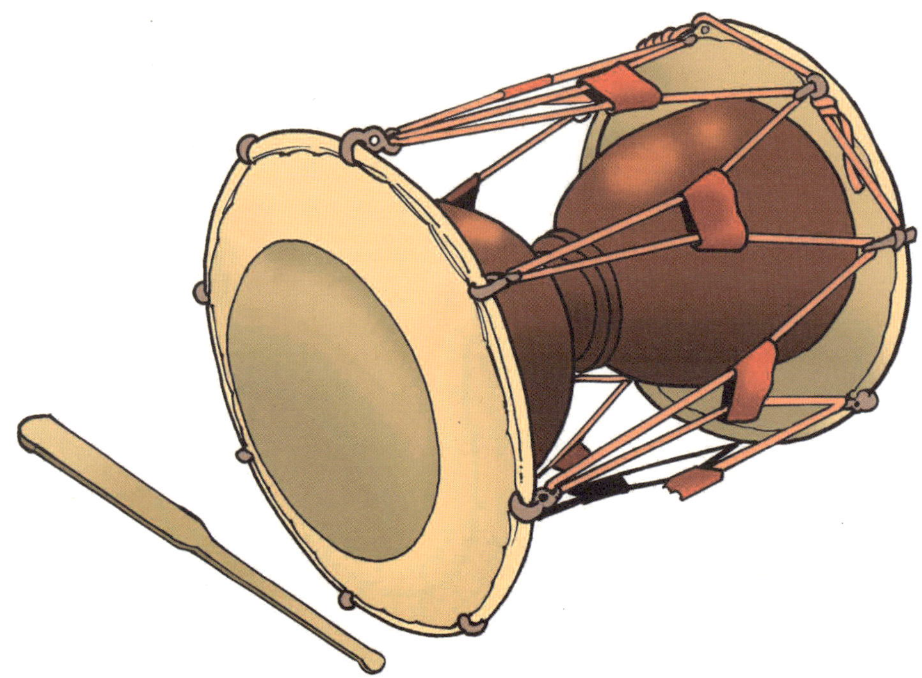

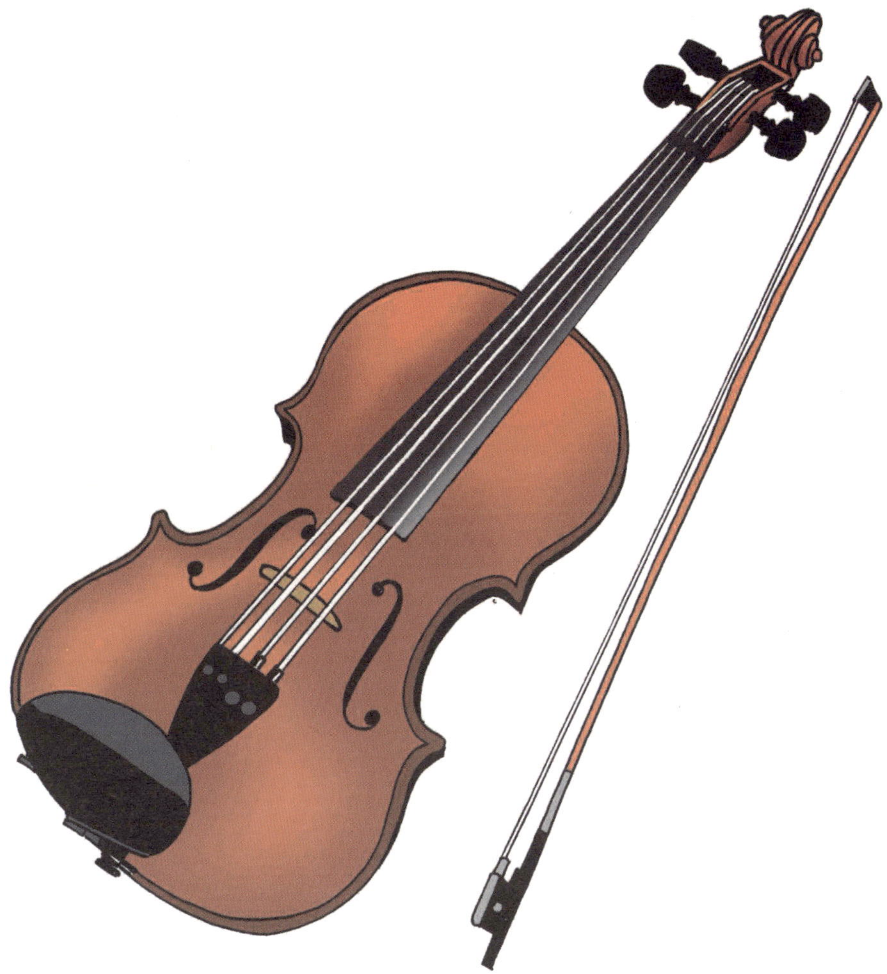

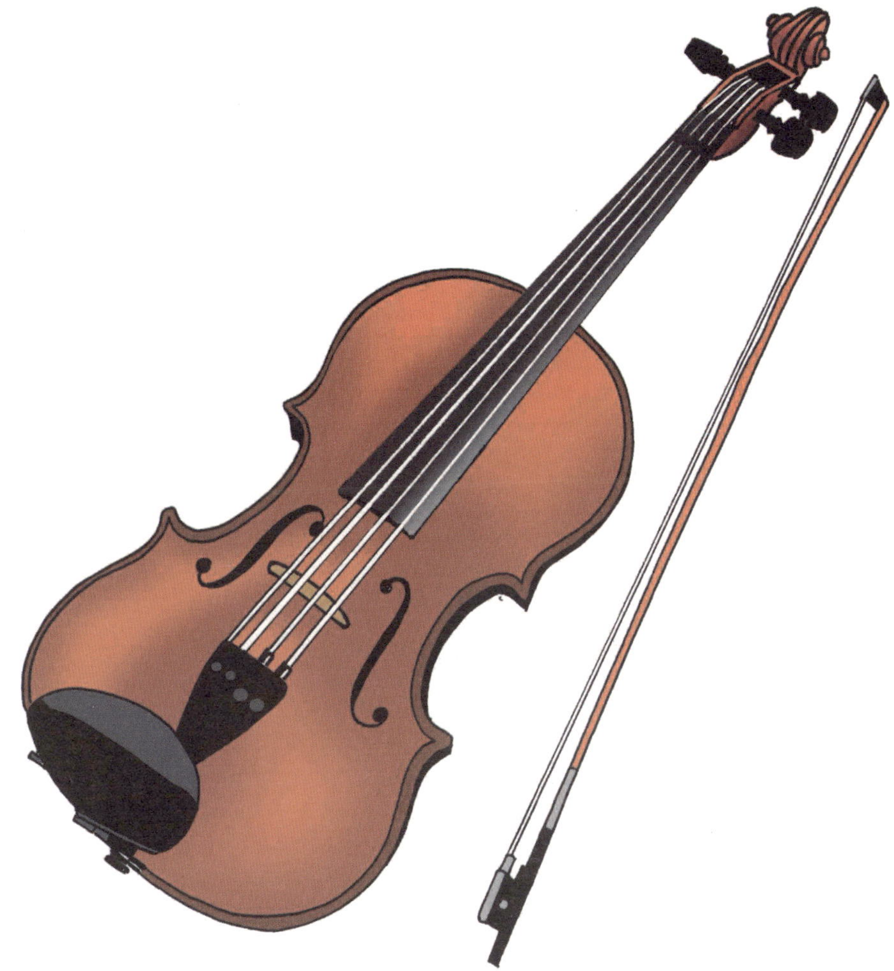

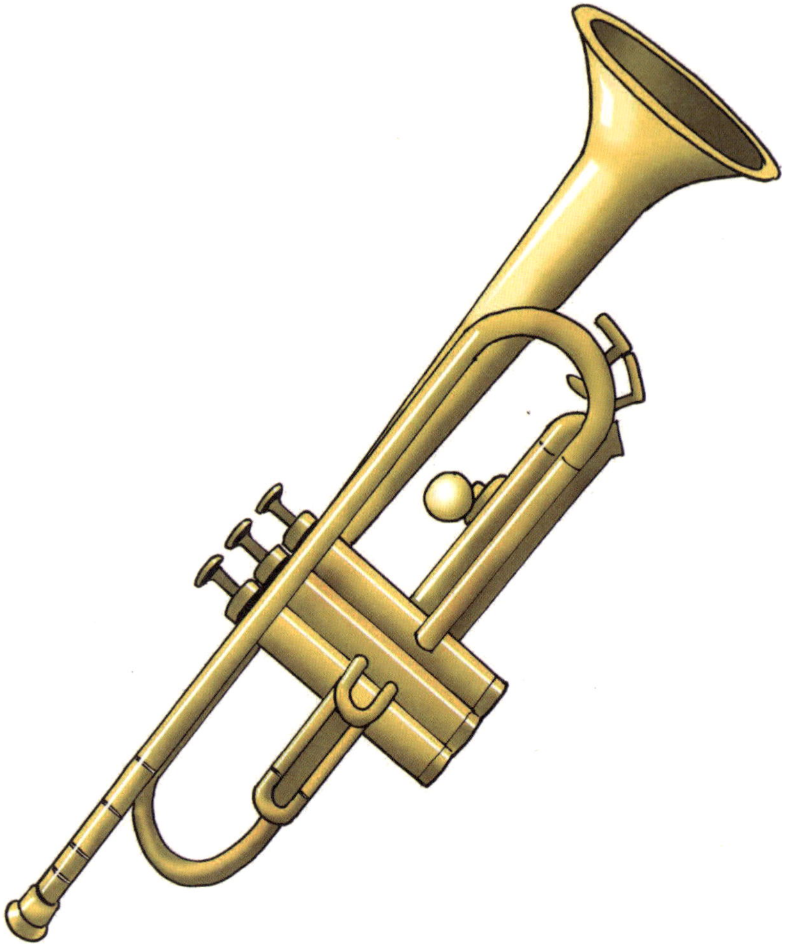
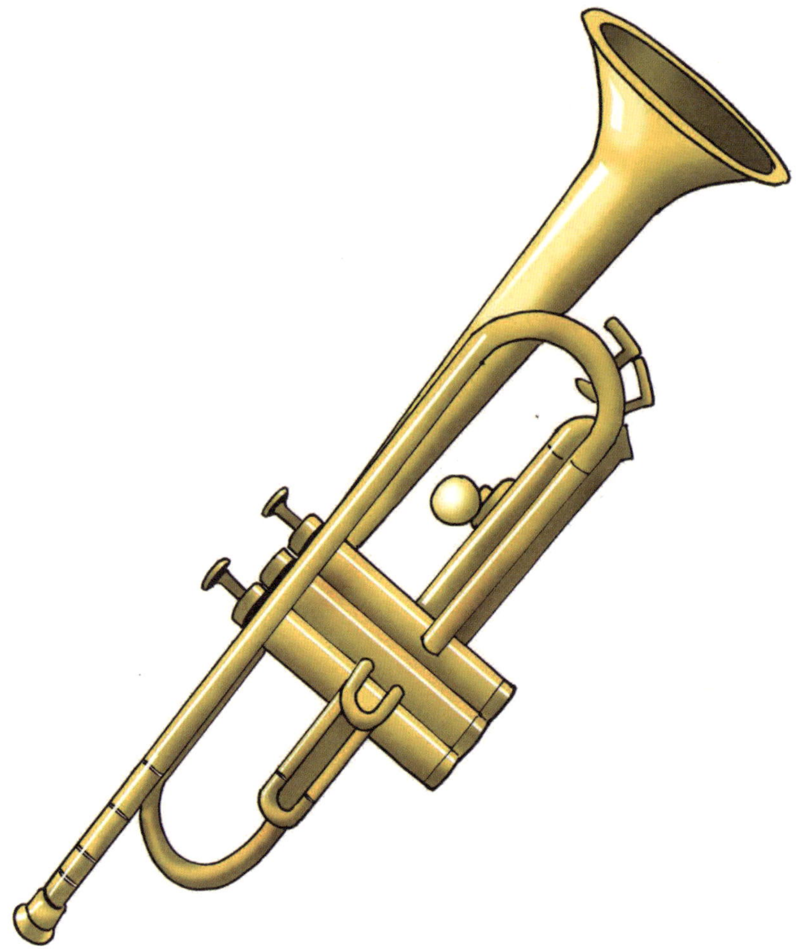

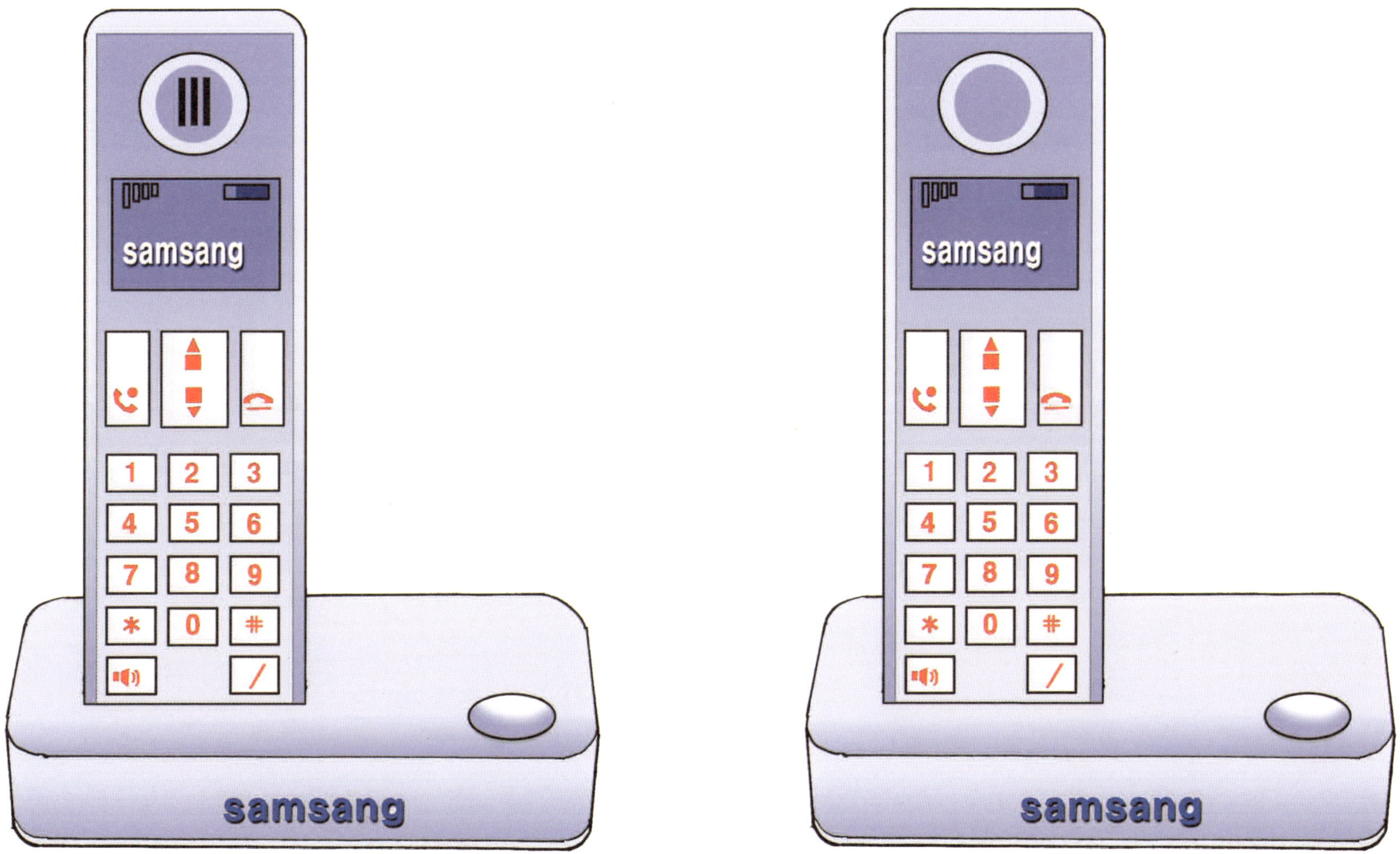
samsang
1 2 3
4 5 6
7 8 9
* 0 #
samsang
samsang
1 2 3
4 5 6
7 8 9
* 0 #
samsang

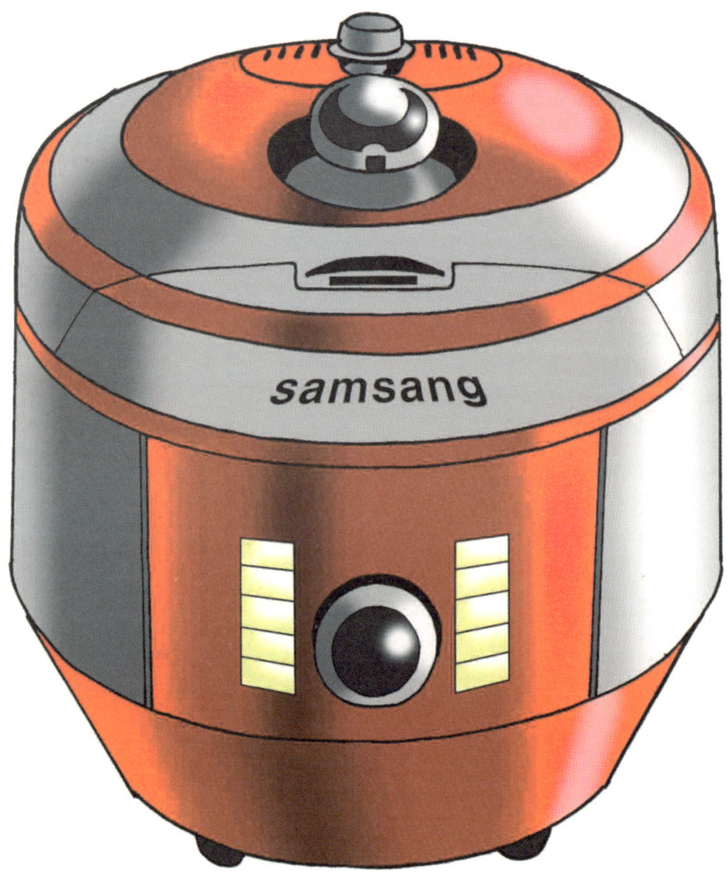
samsang

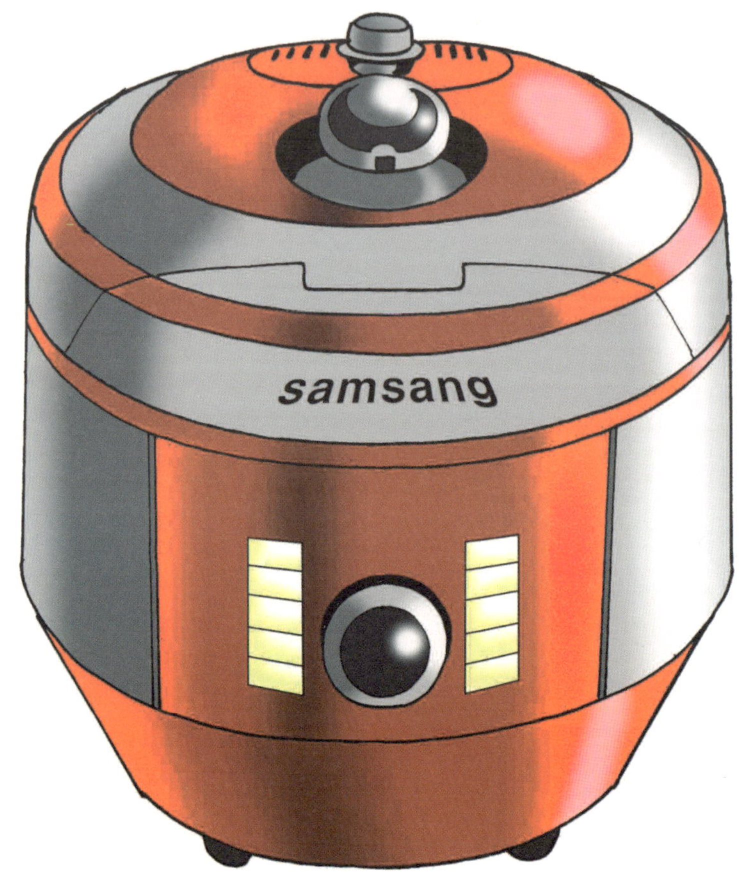
samsang

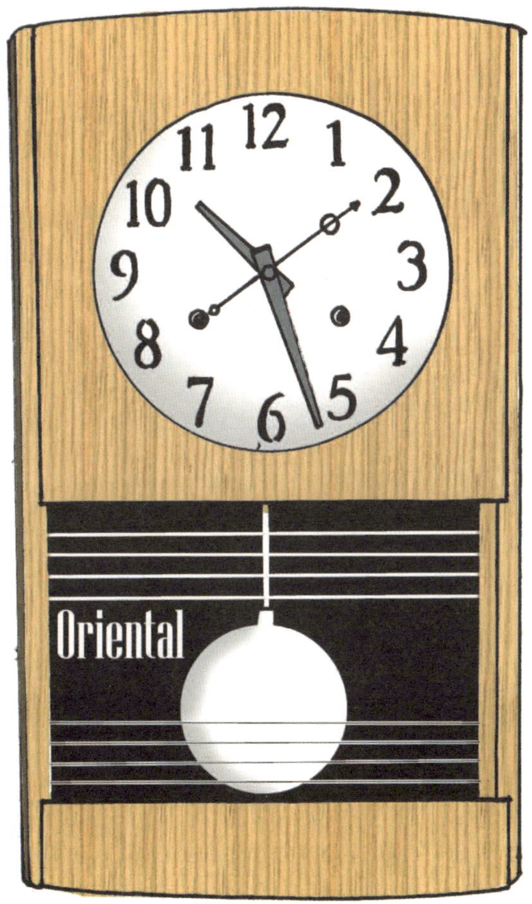
Oriental

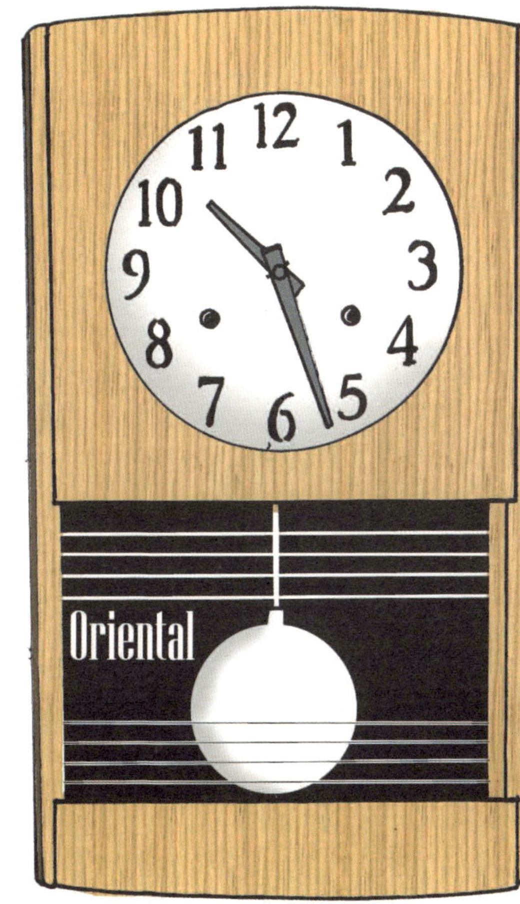
Oriental

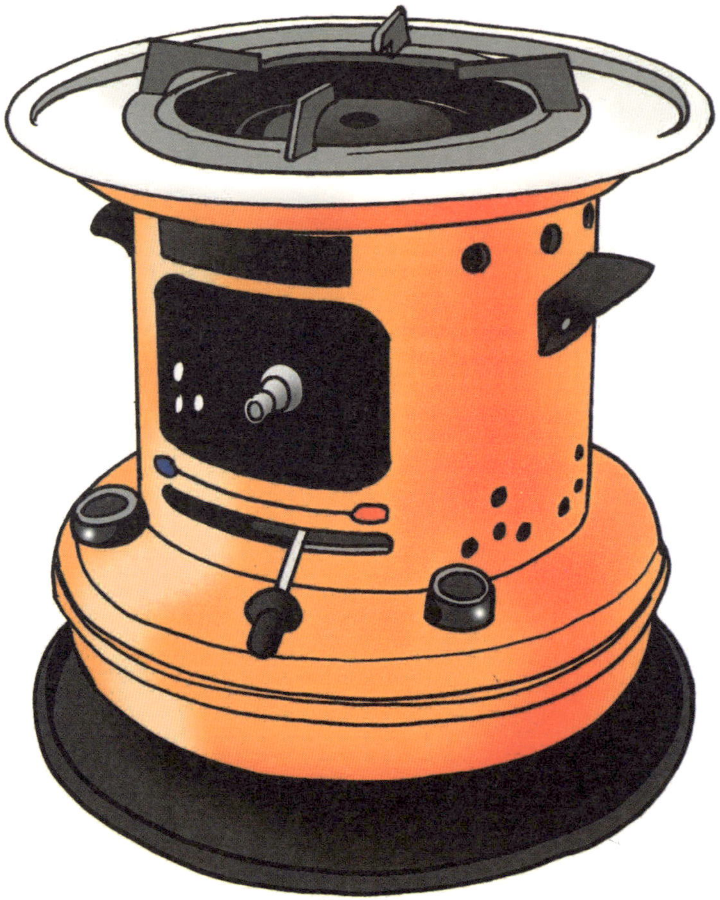

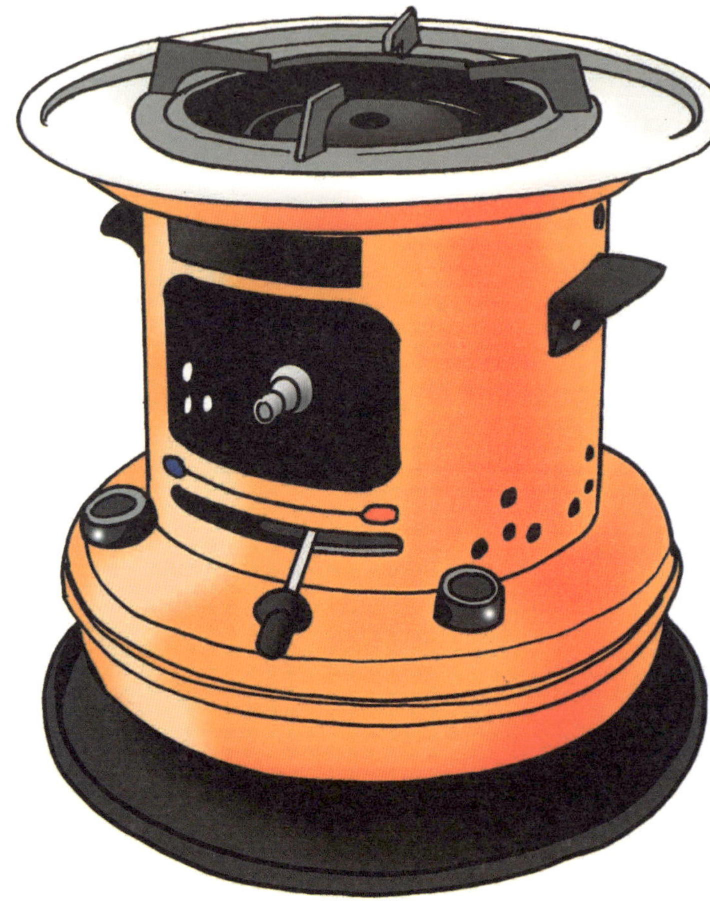

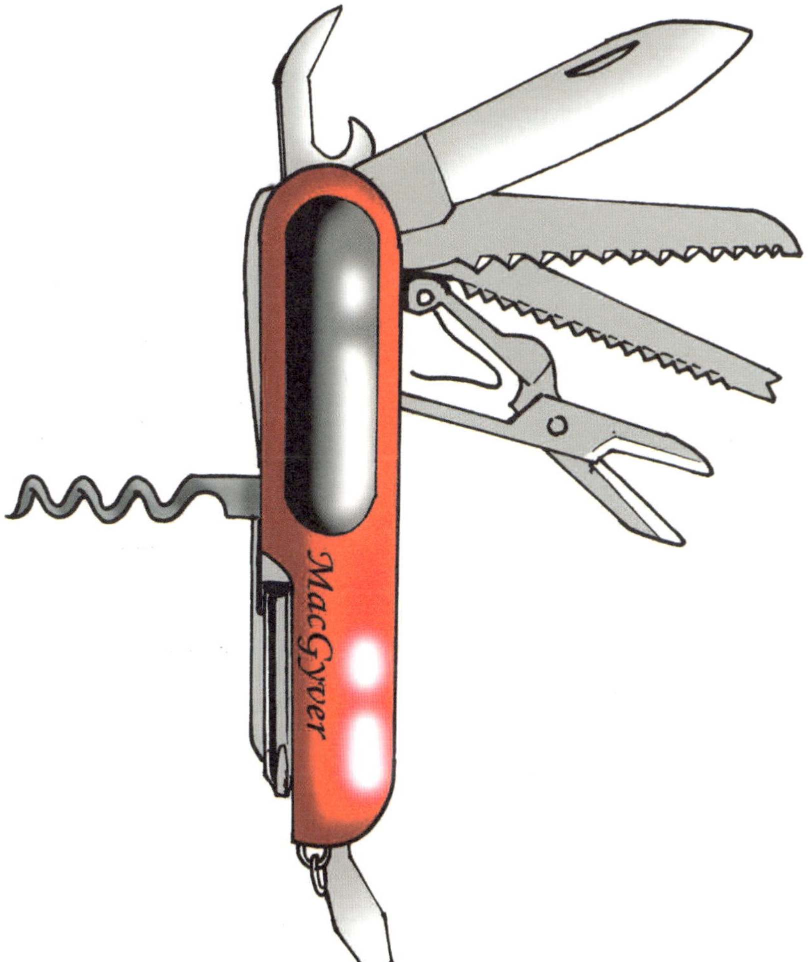
MacGyver

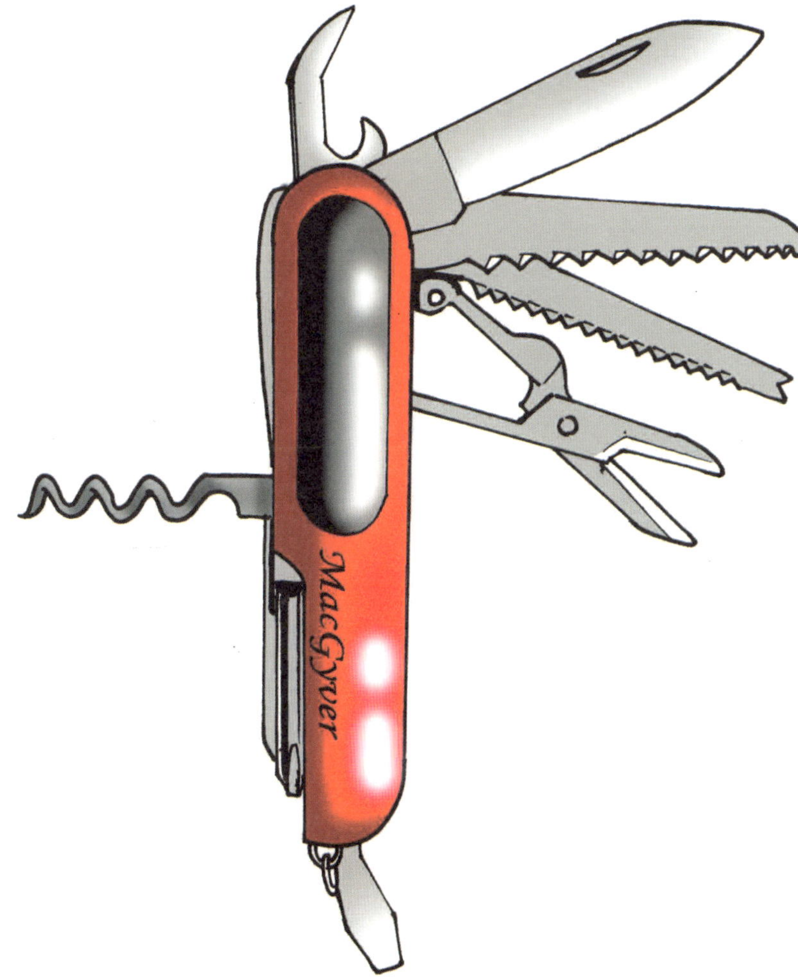
MacGyver

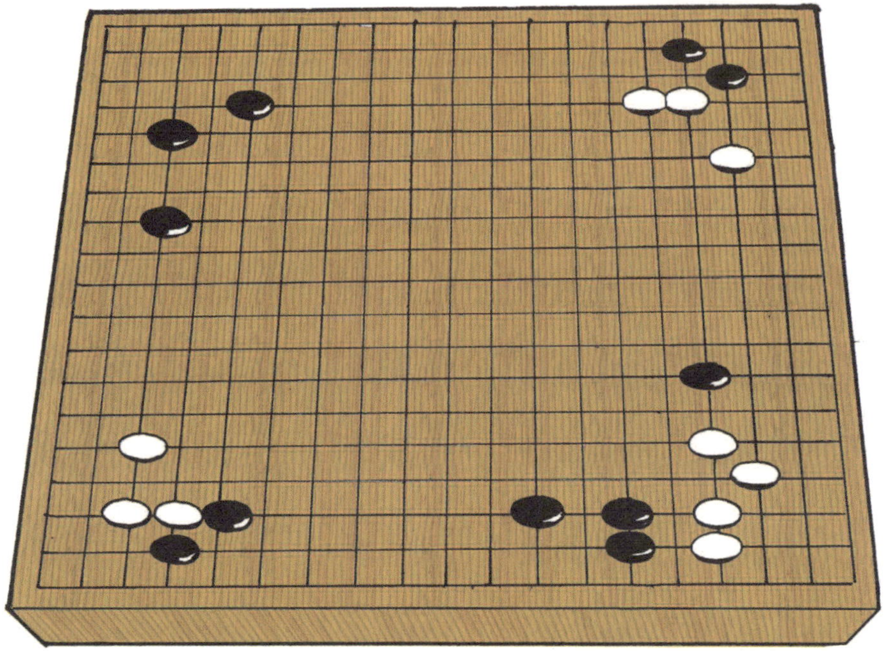

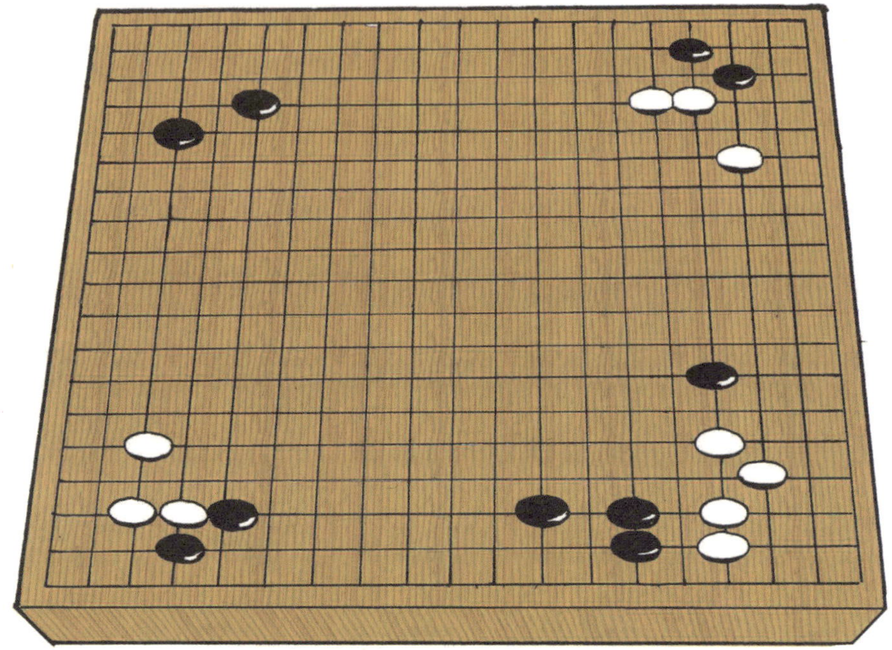

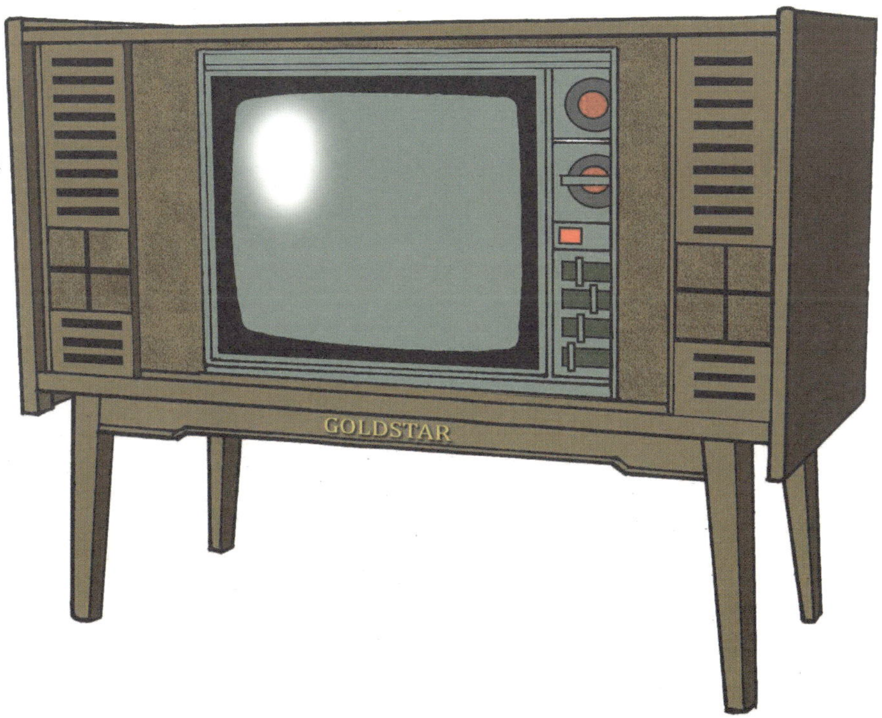
GOLDSTAR
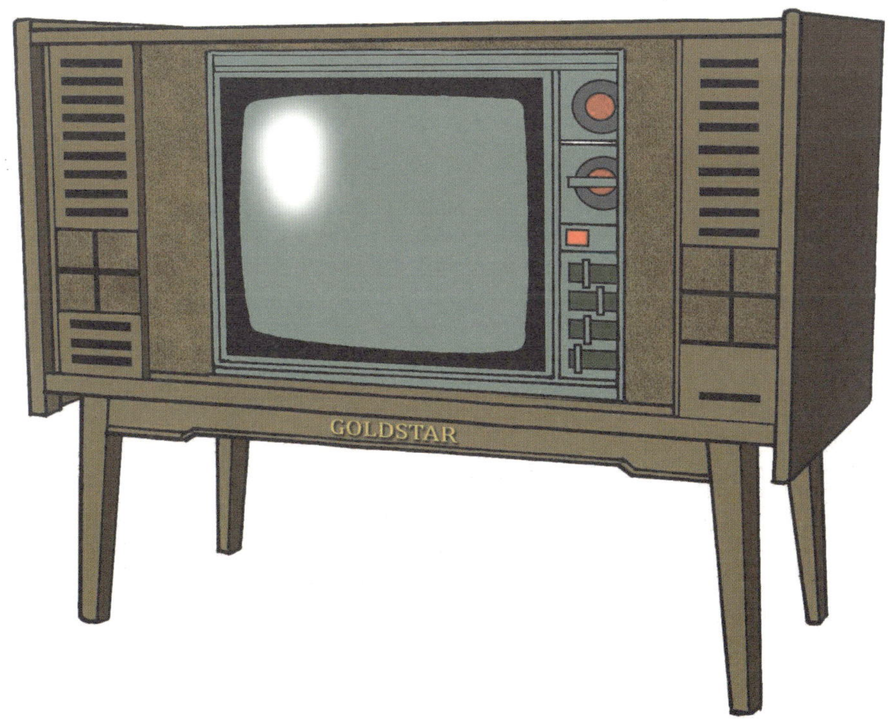
GOLDSTAR

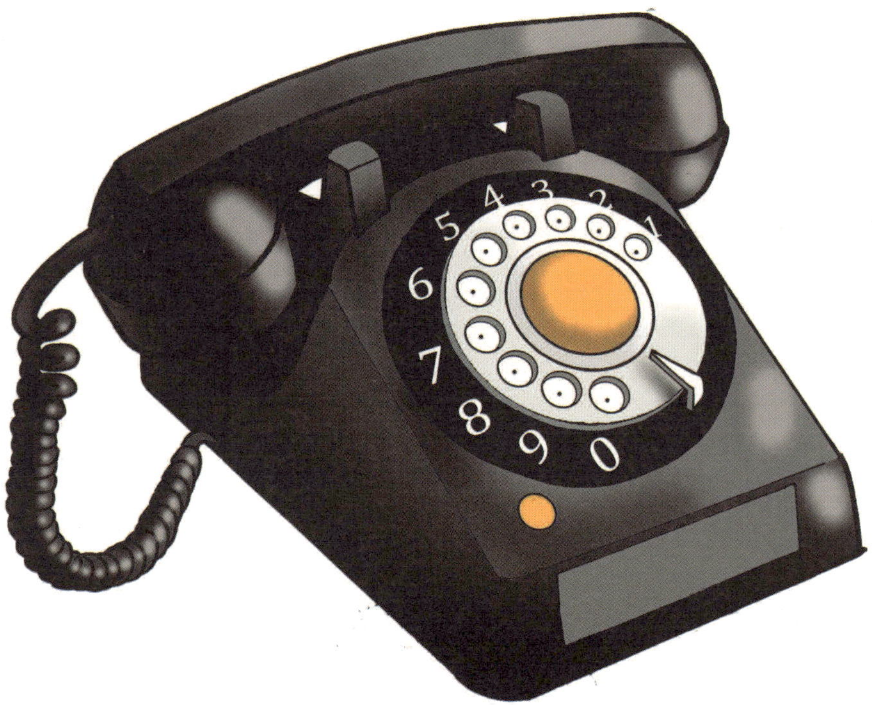

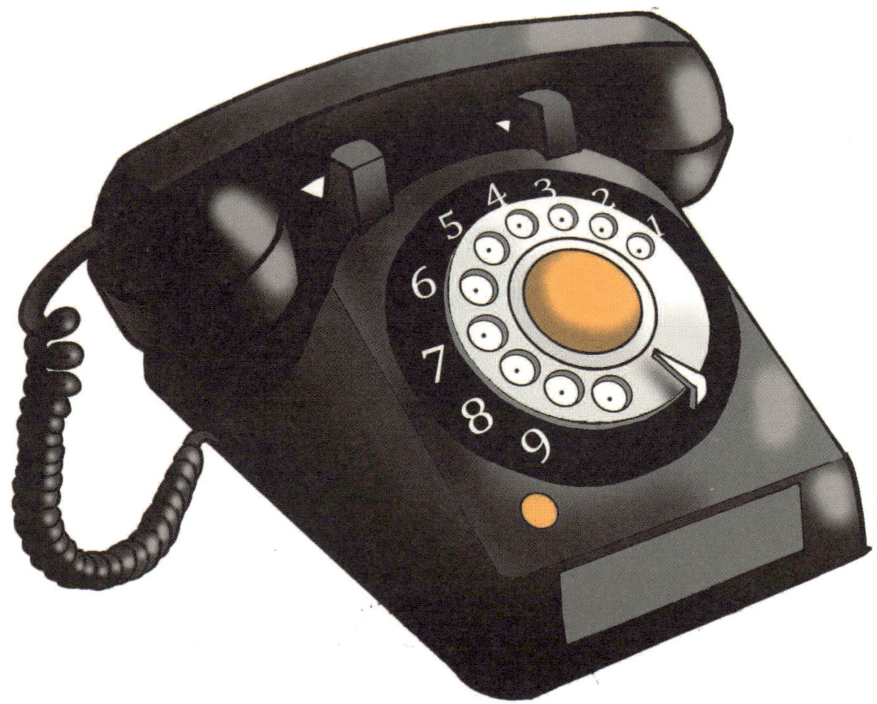

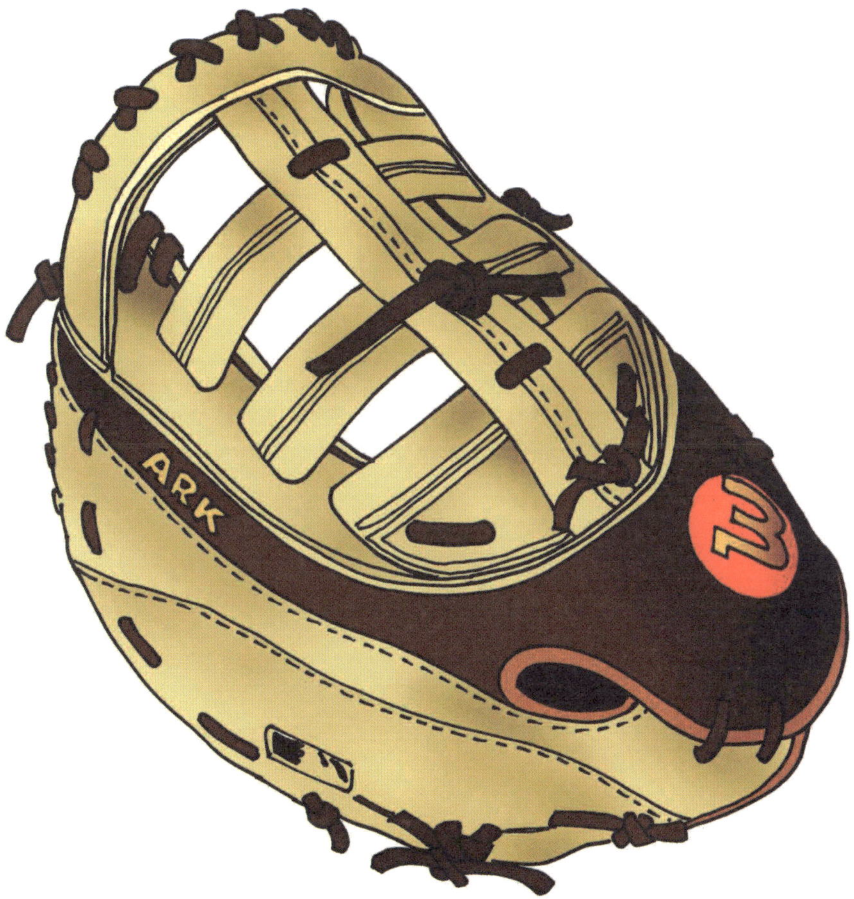
ARK

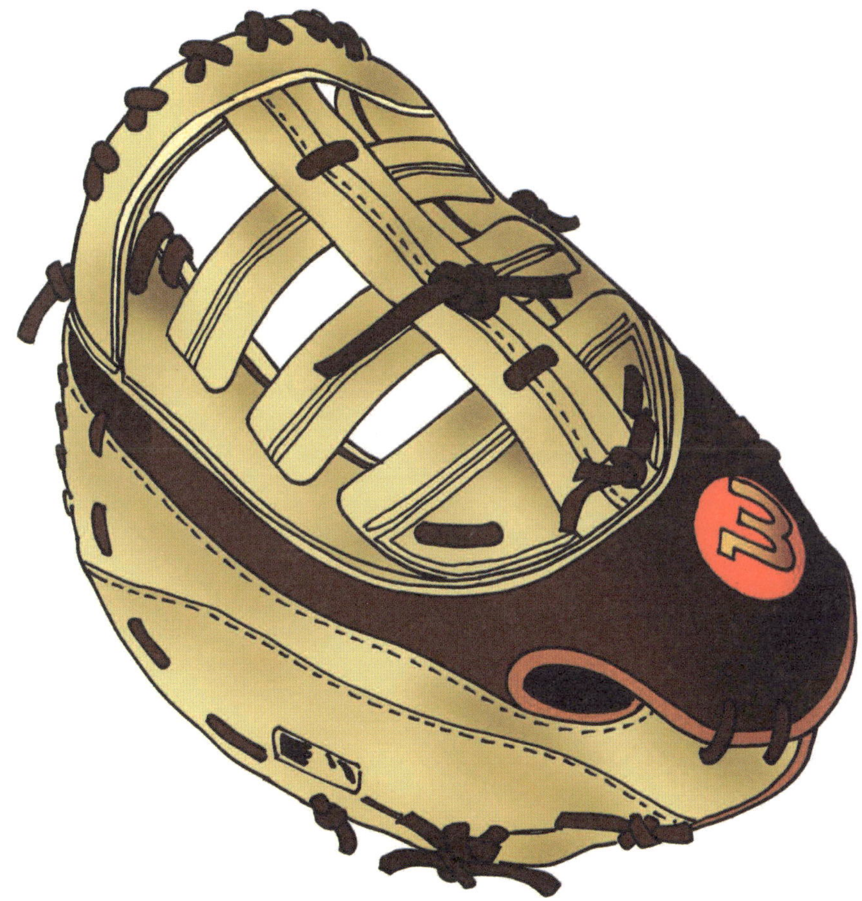

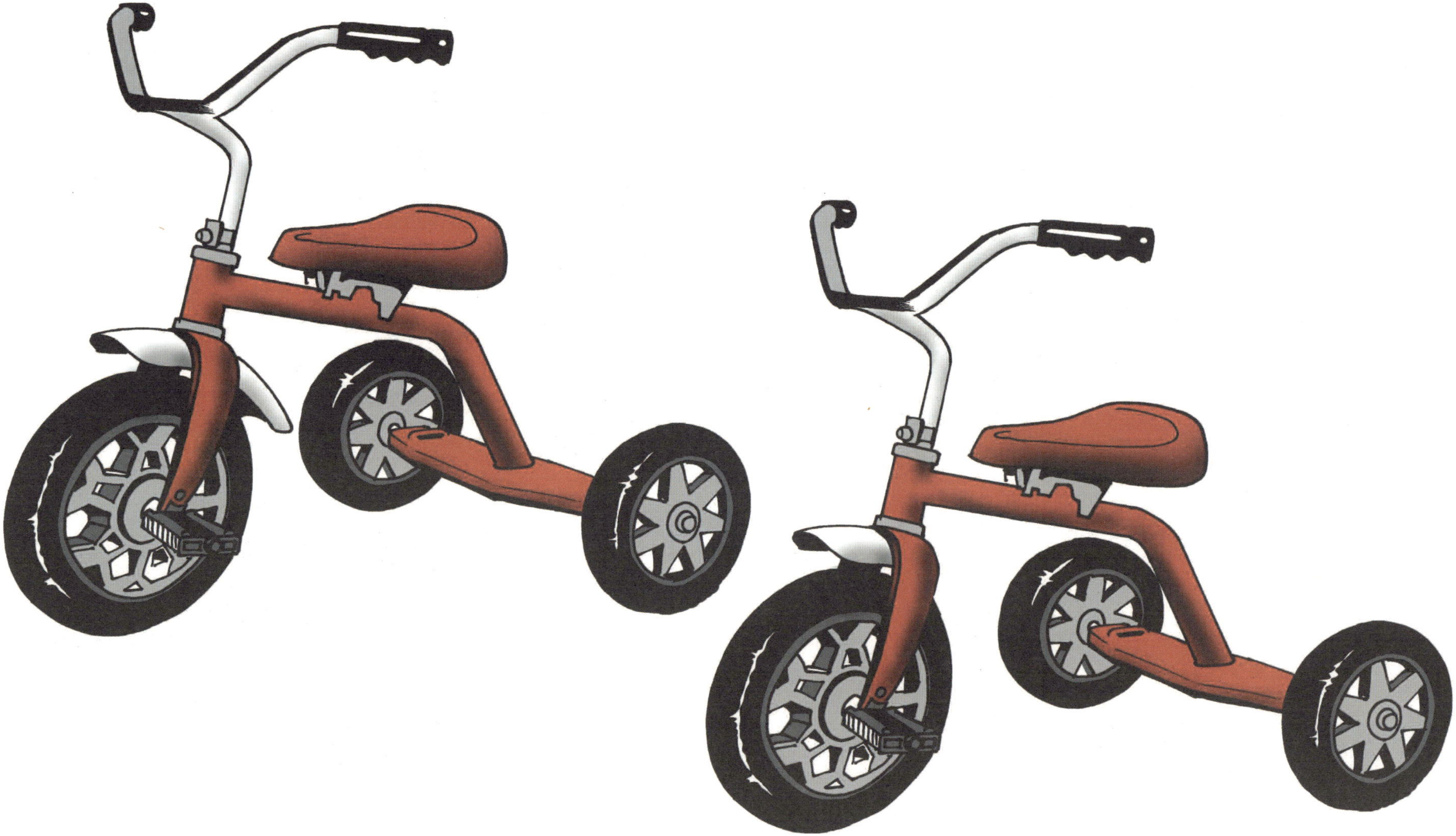

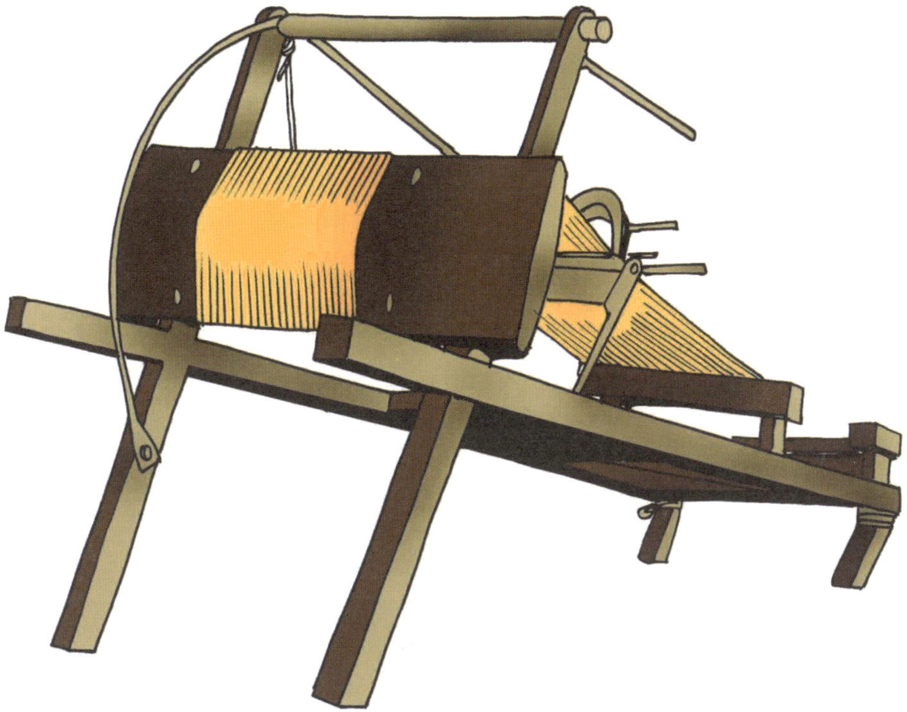

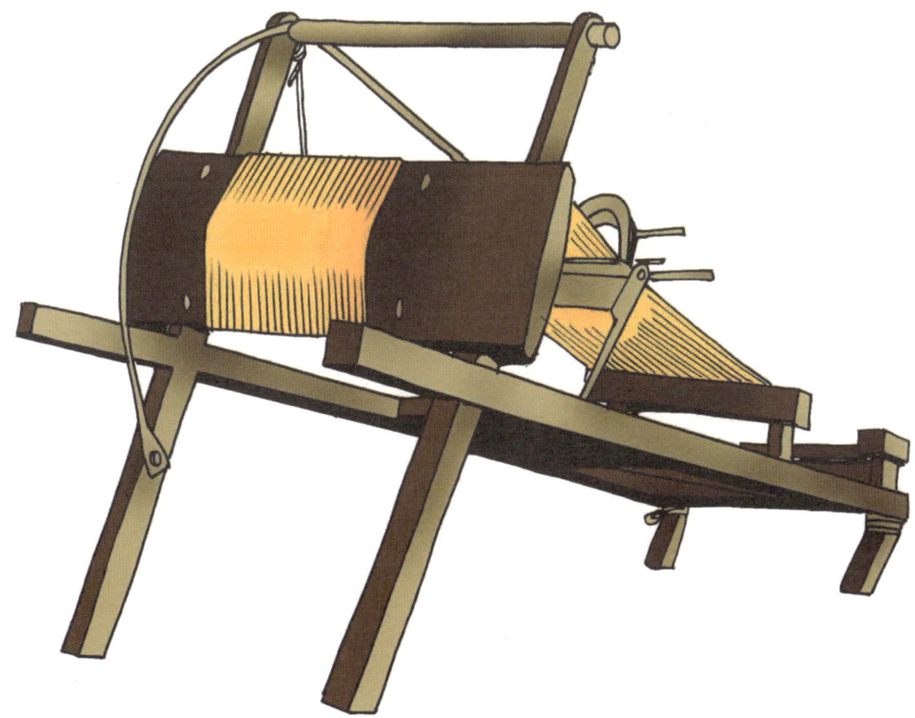

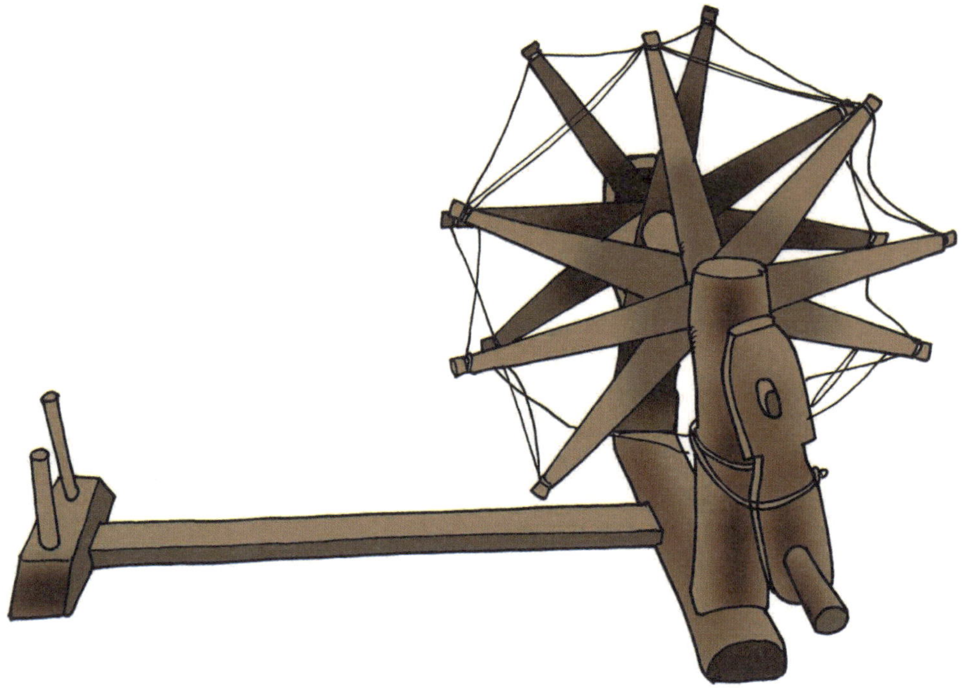

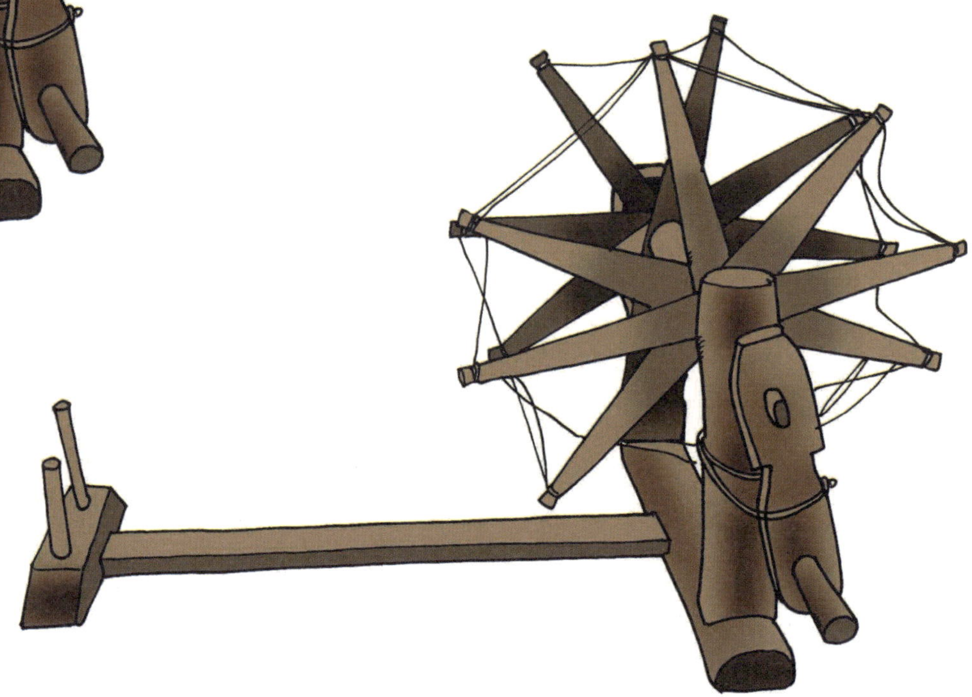

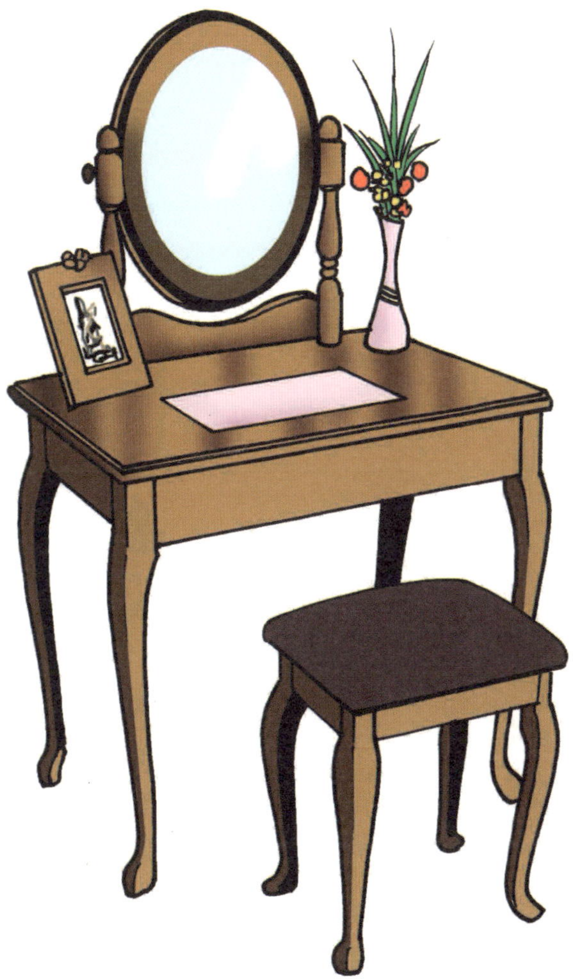

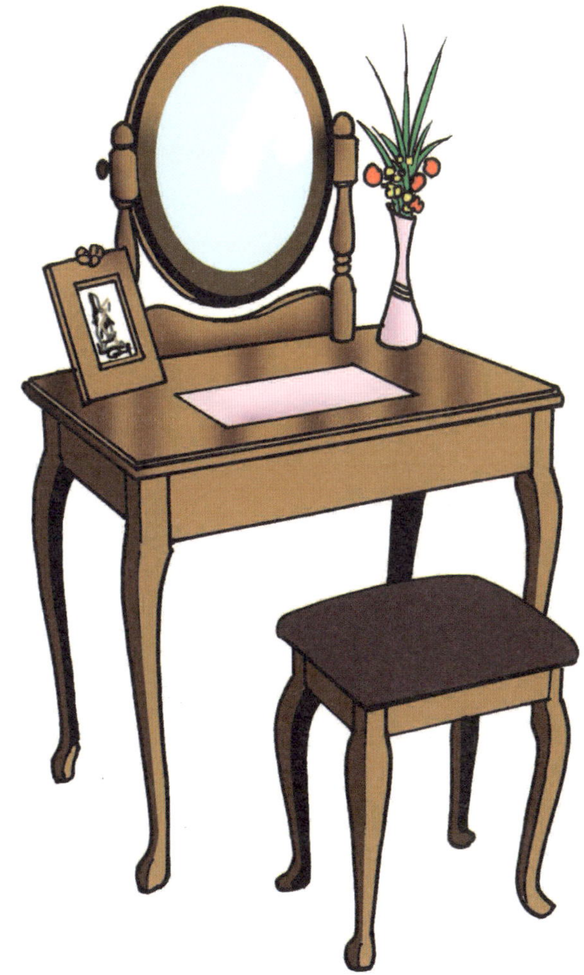

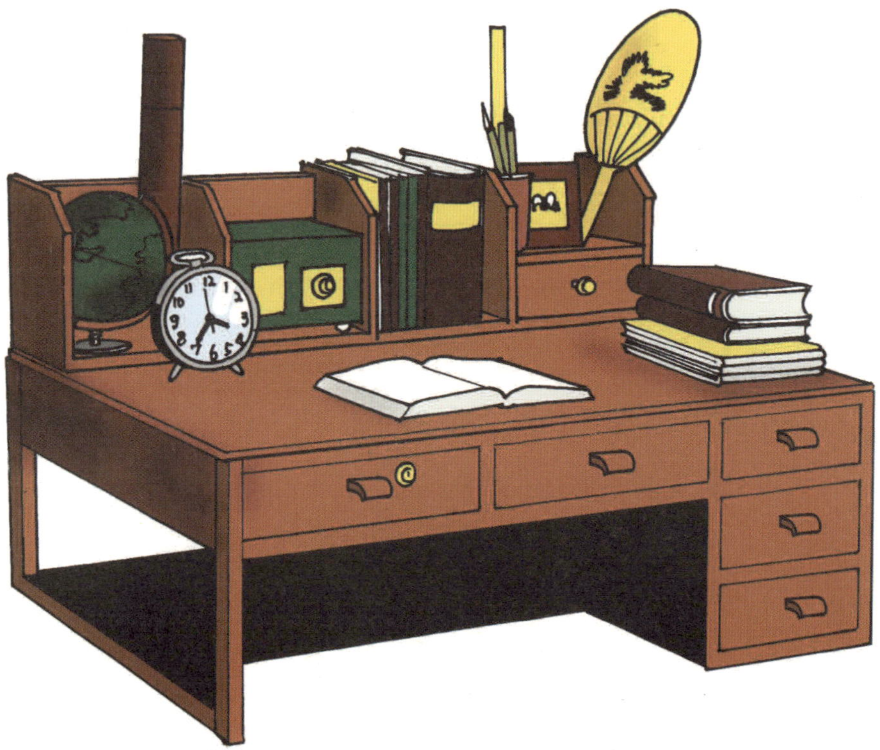

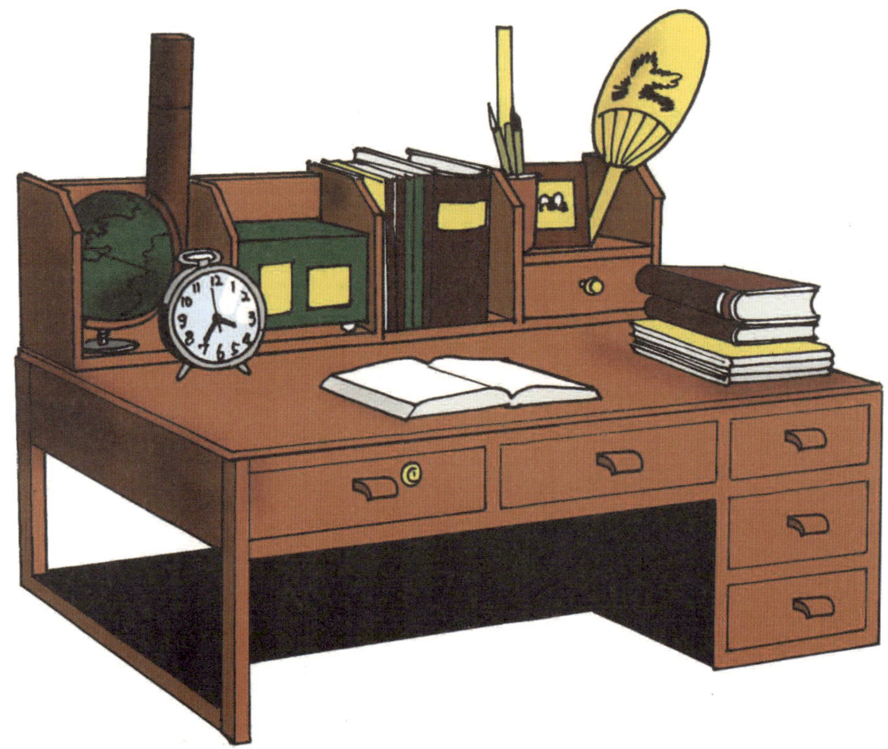

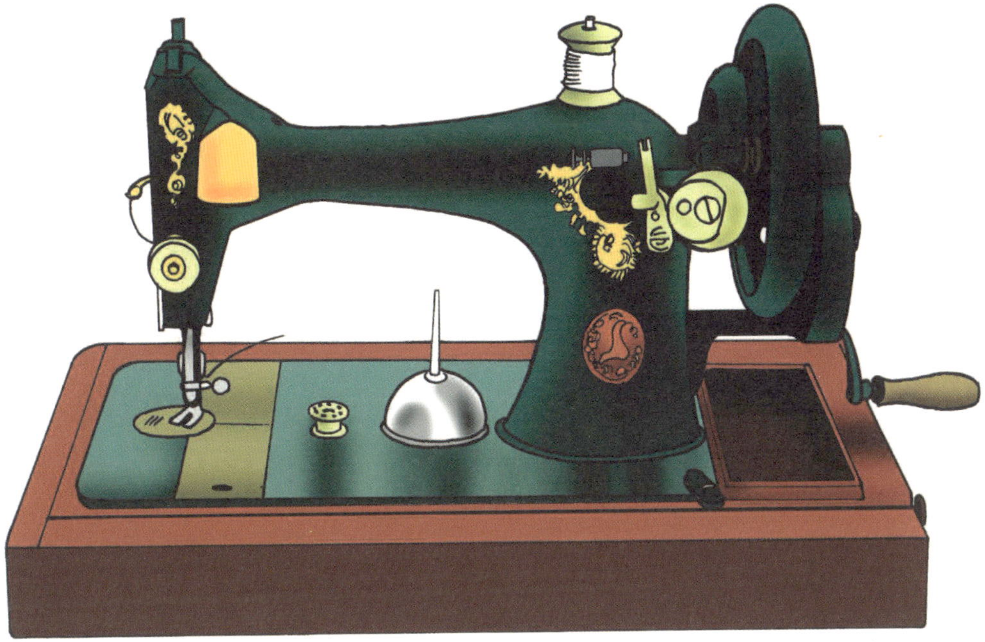

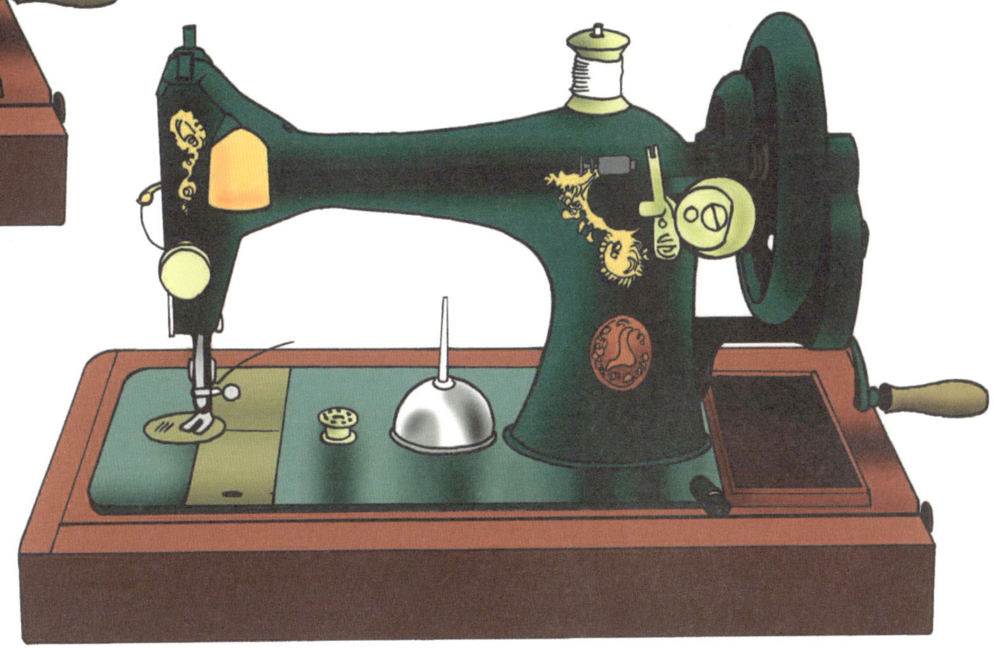

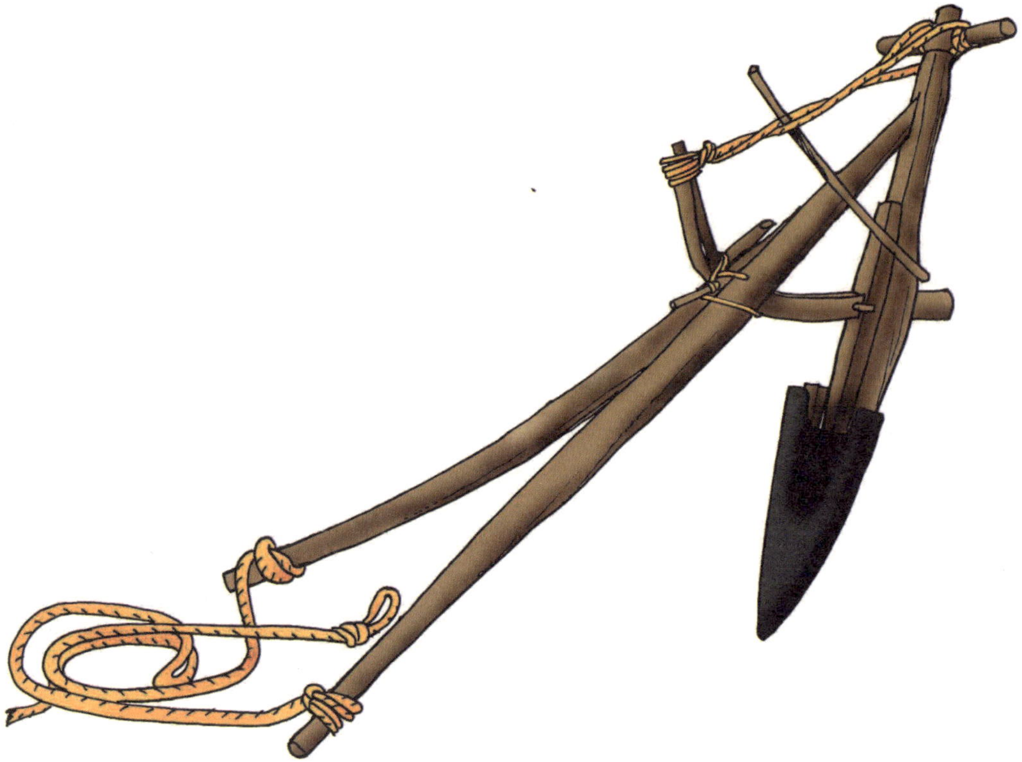

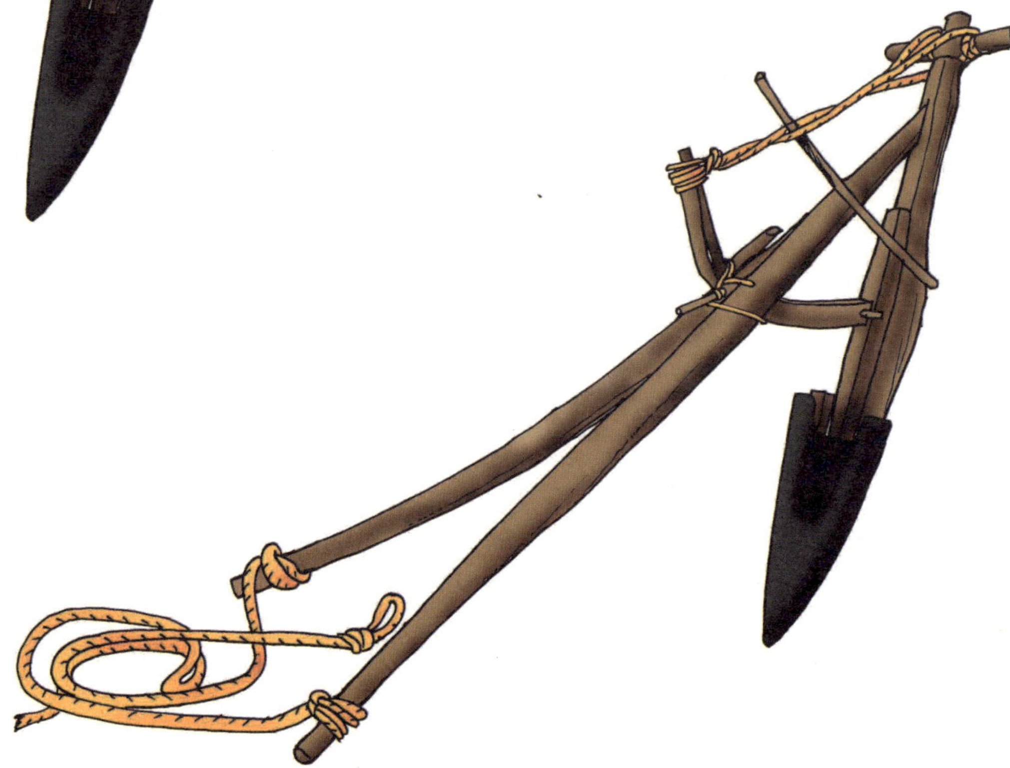

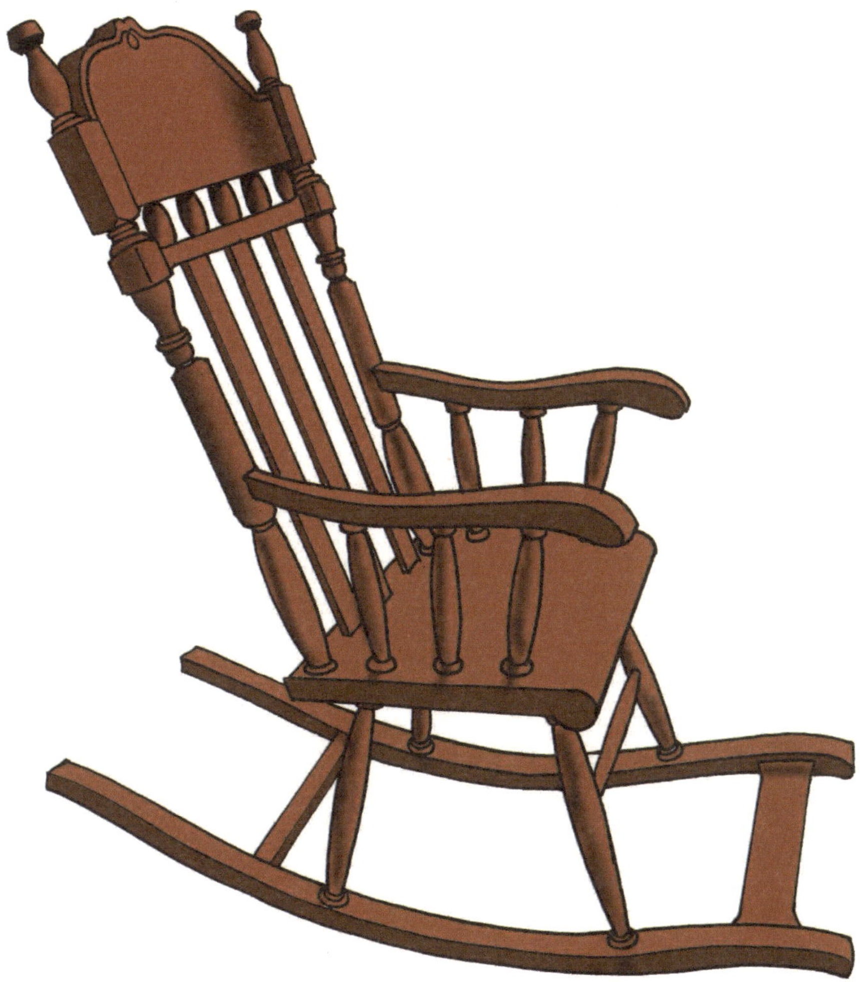

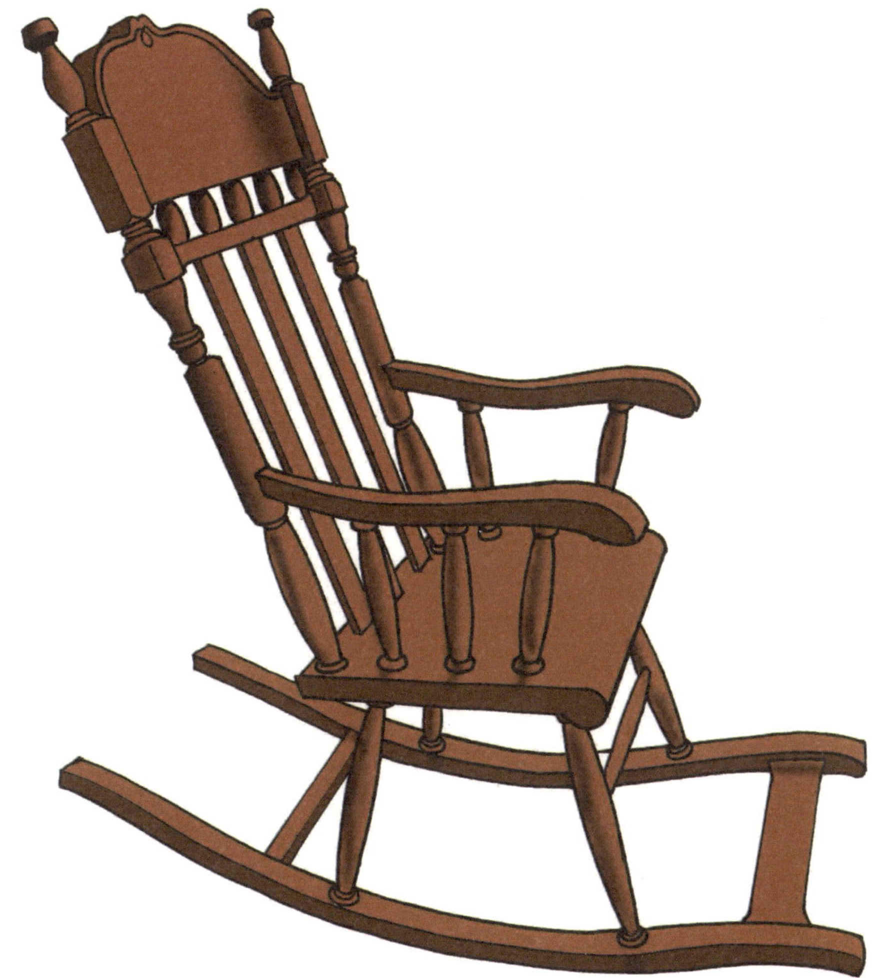

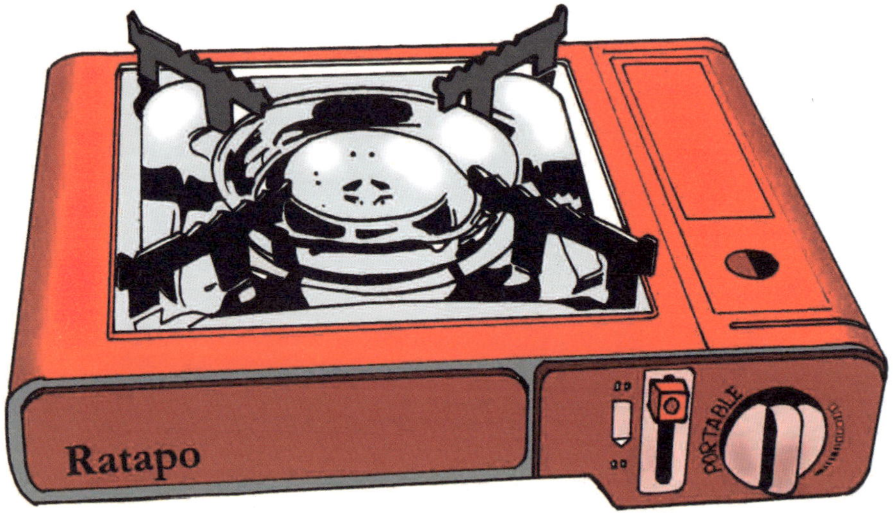
Ratapo
PORTABLE

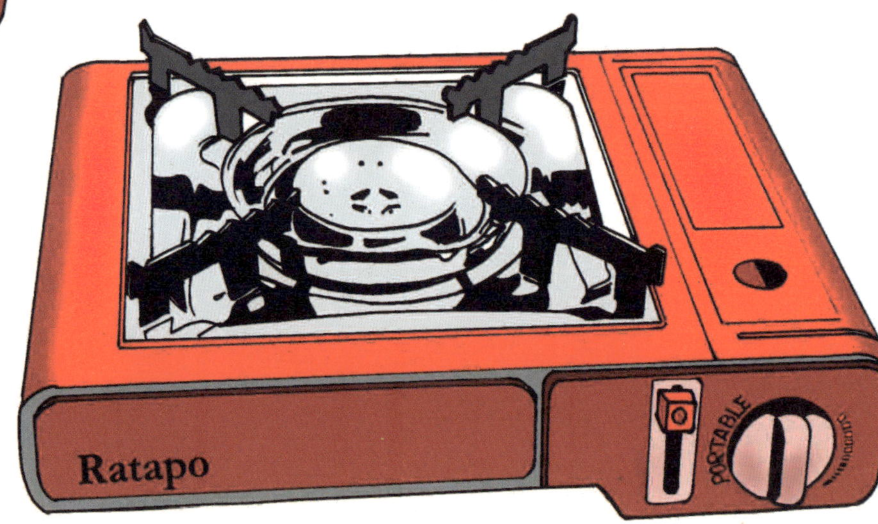
Ratapo
PORTABLE

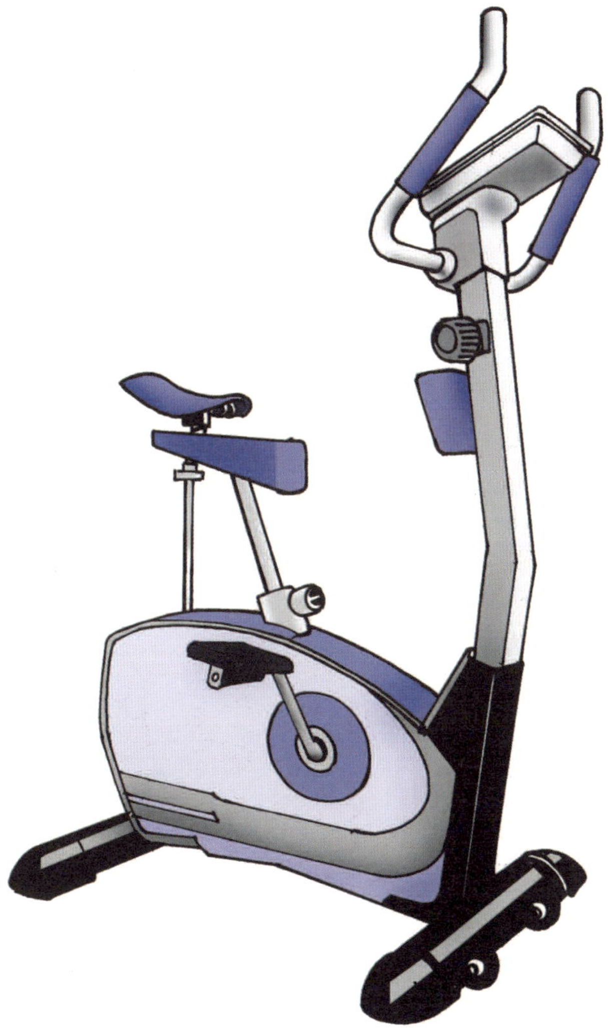

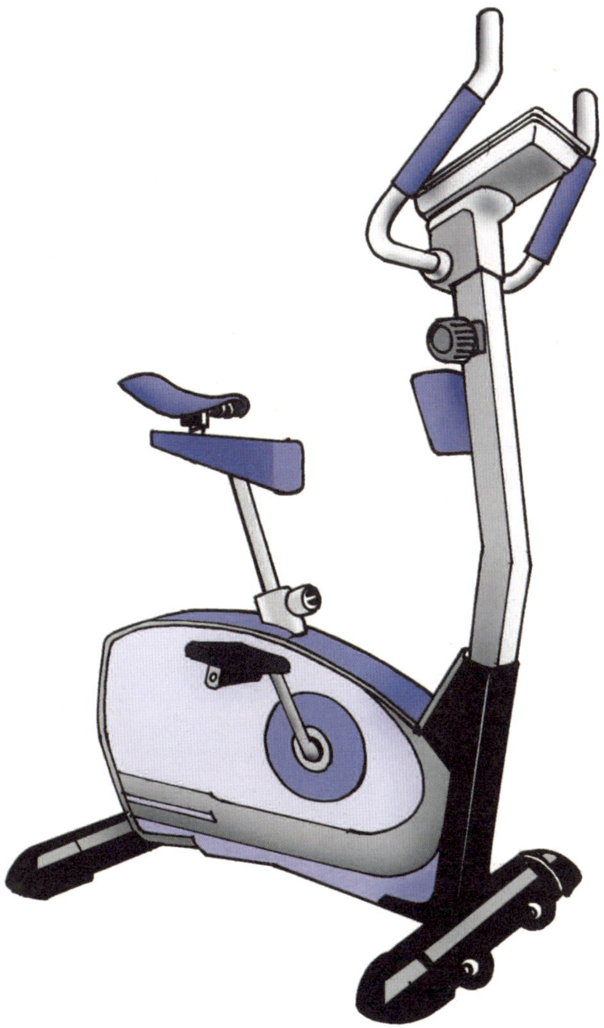

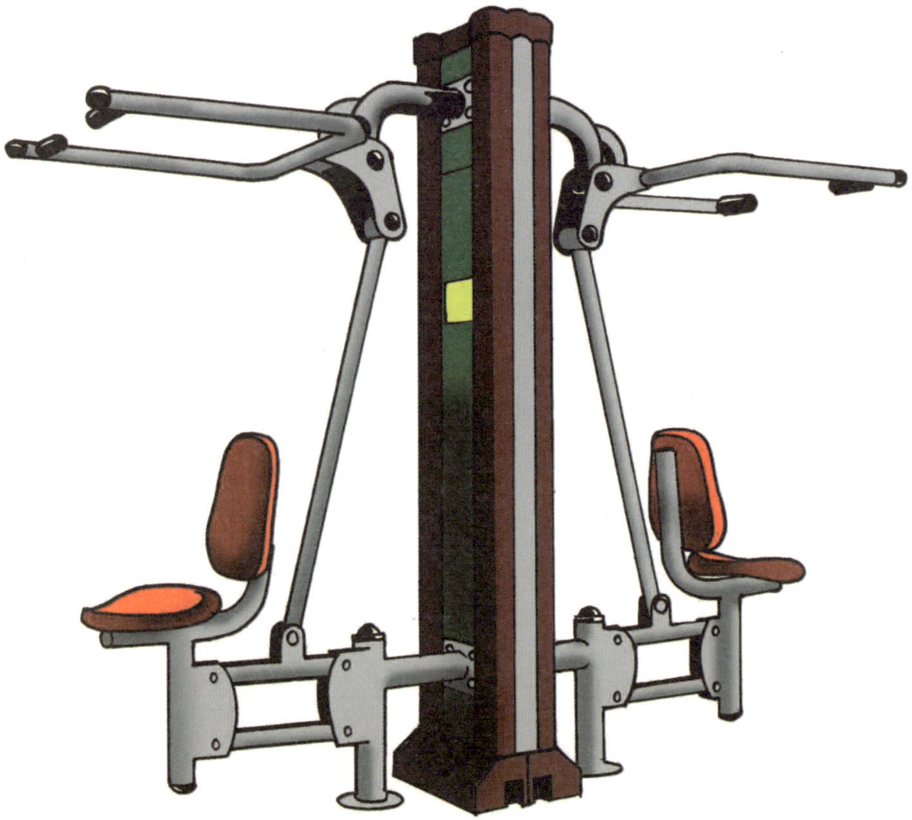

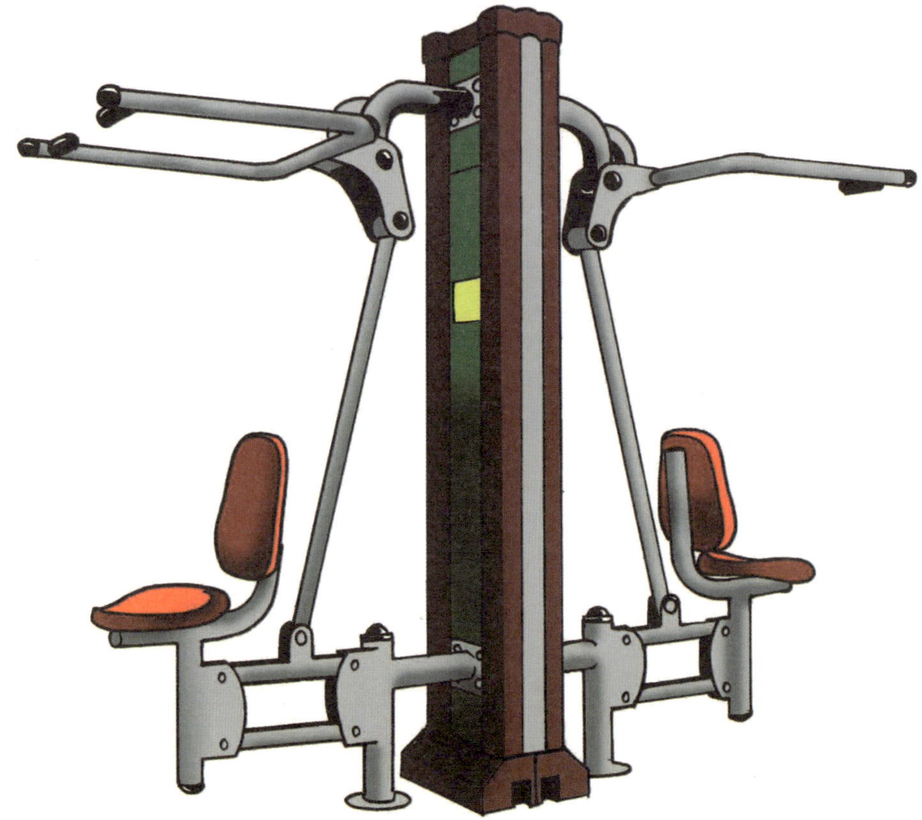

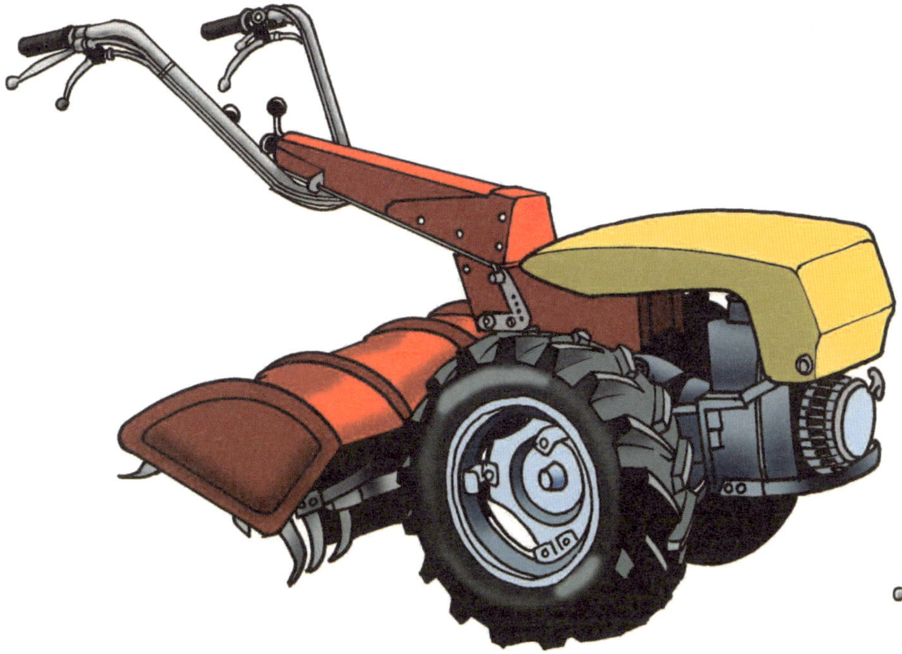

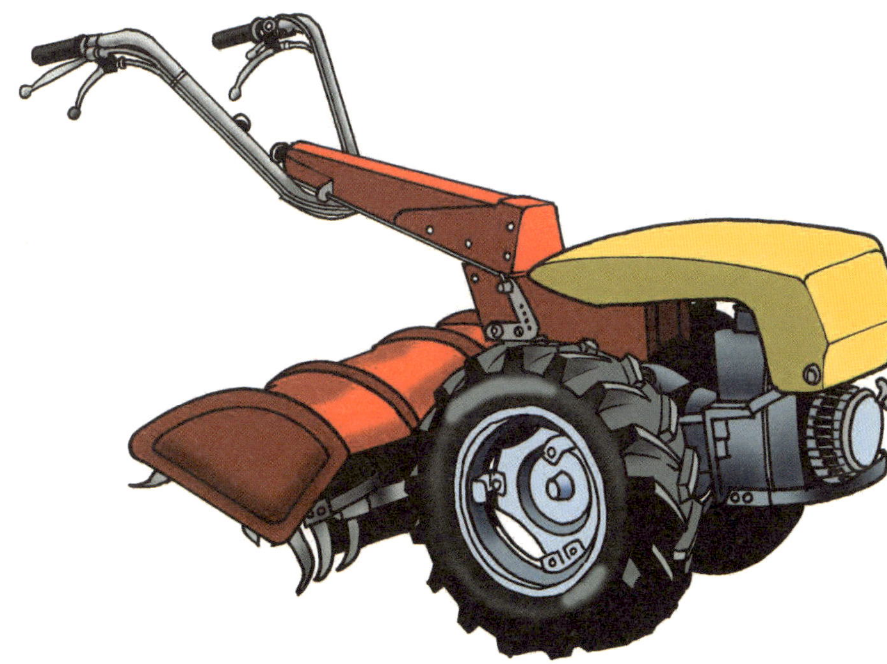

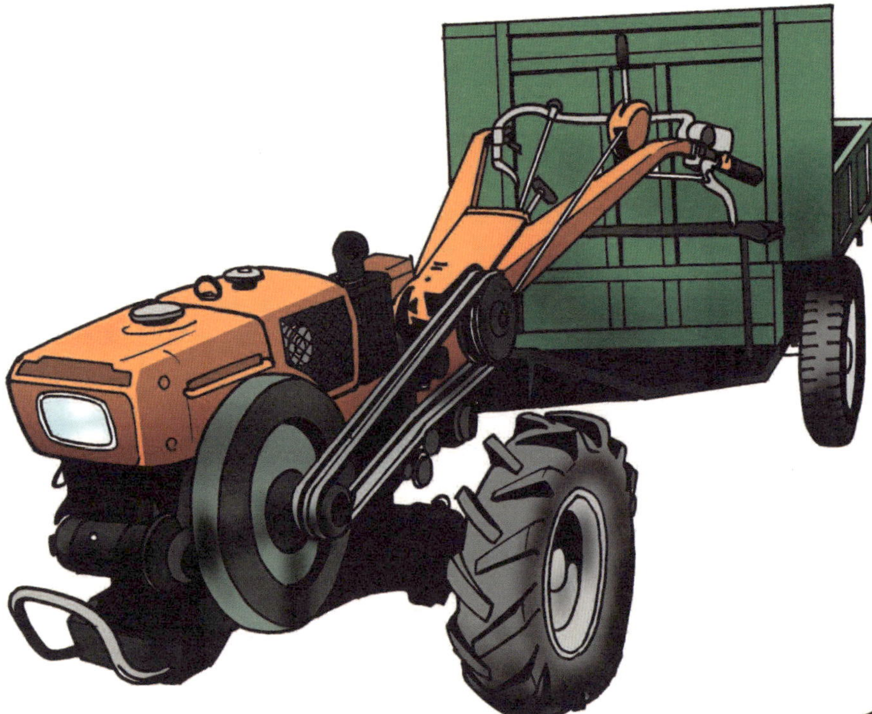

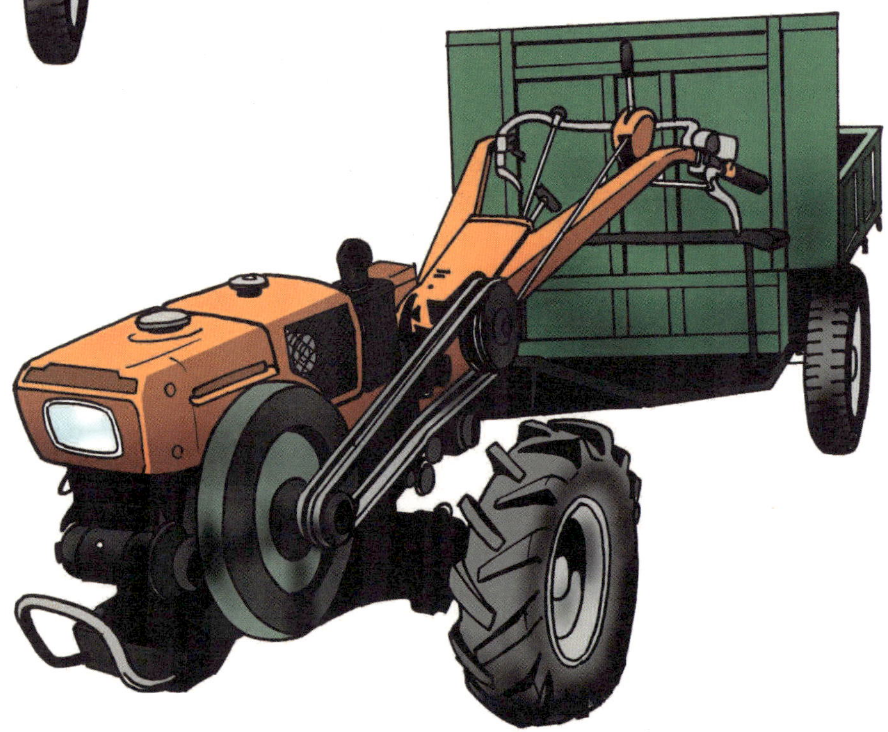

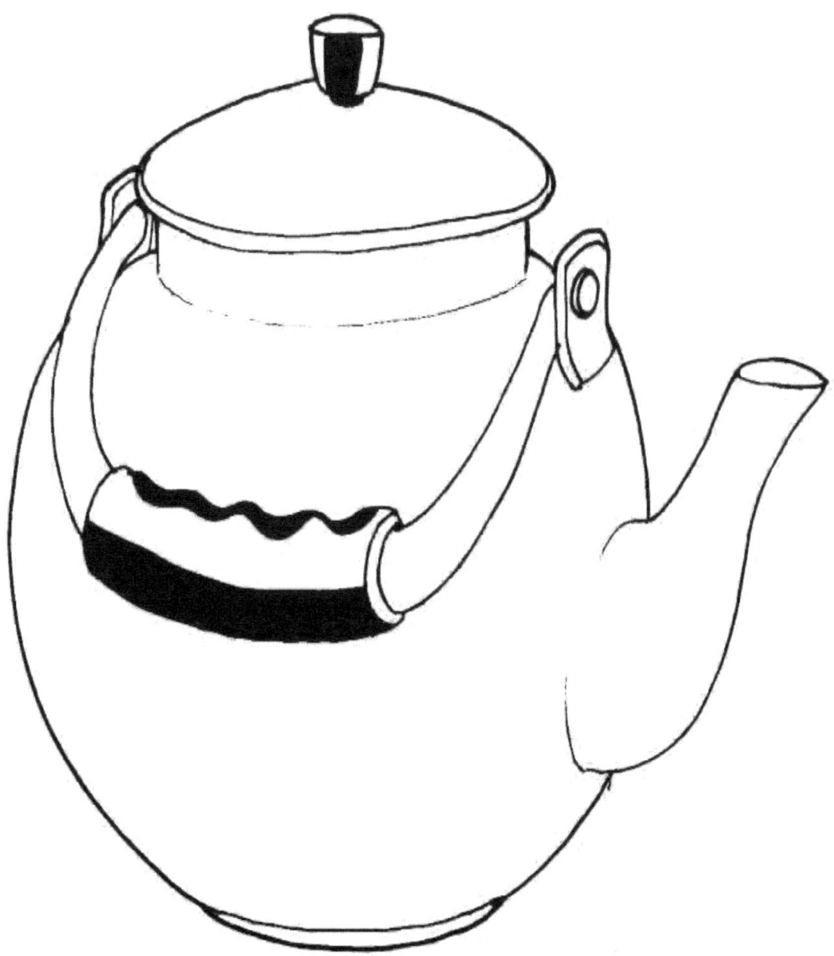

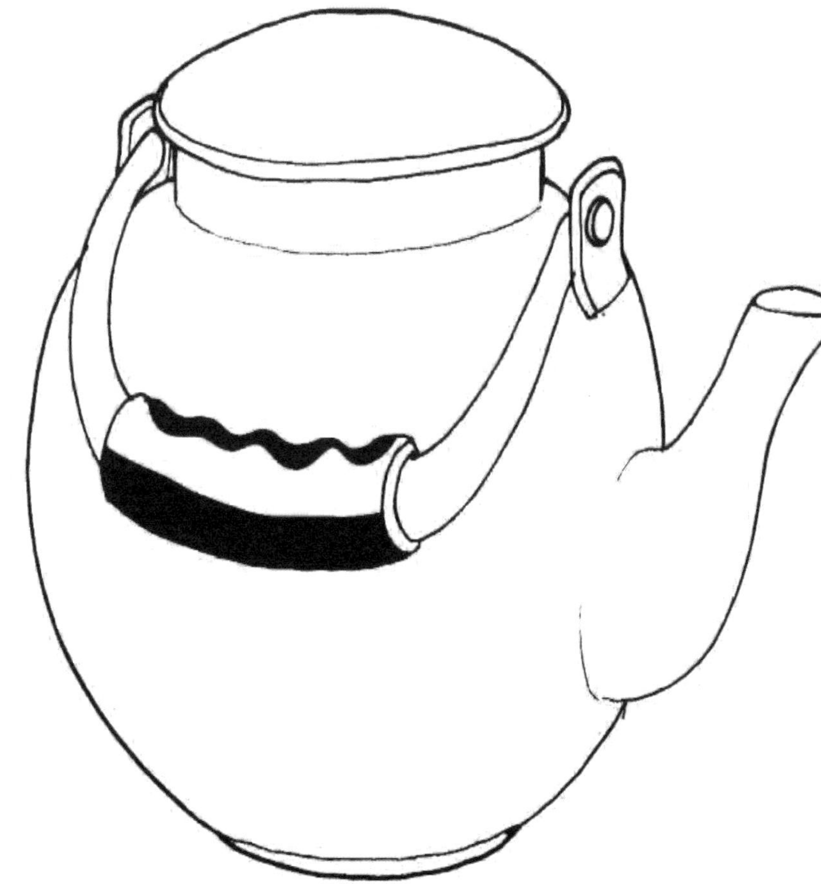

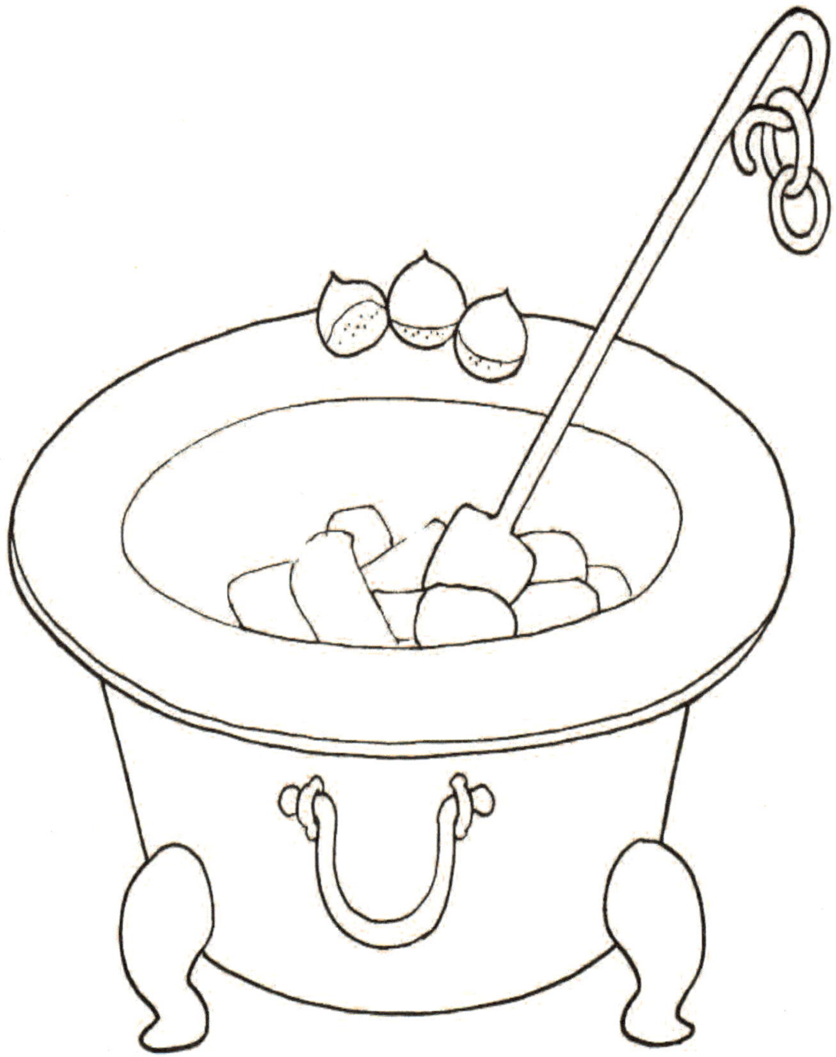

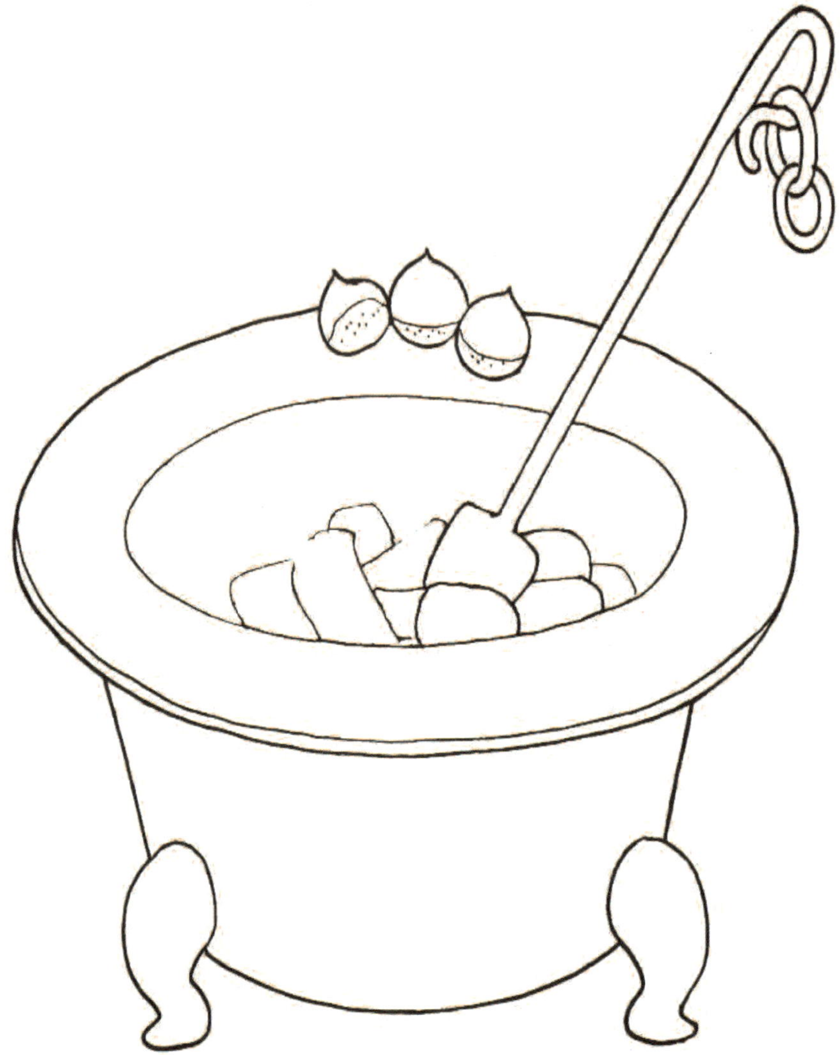

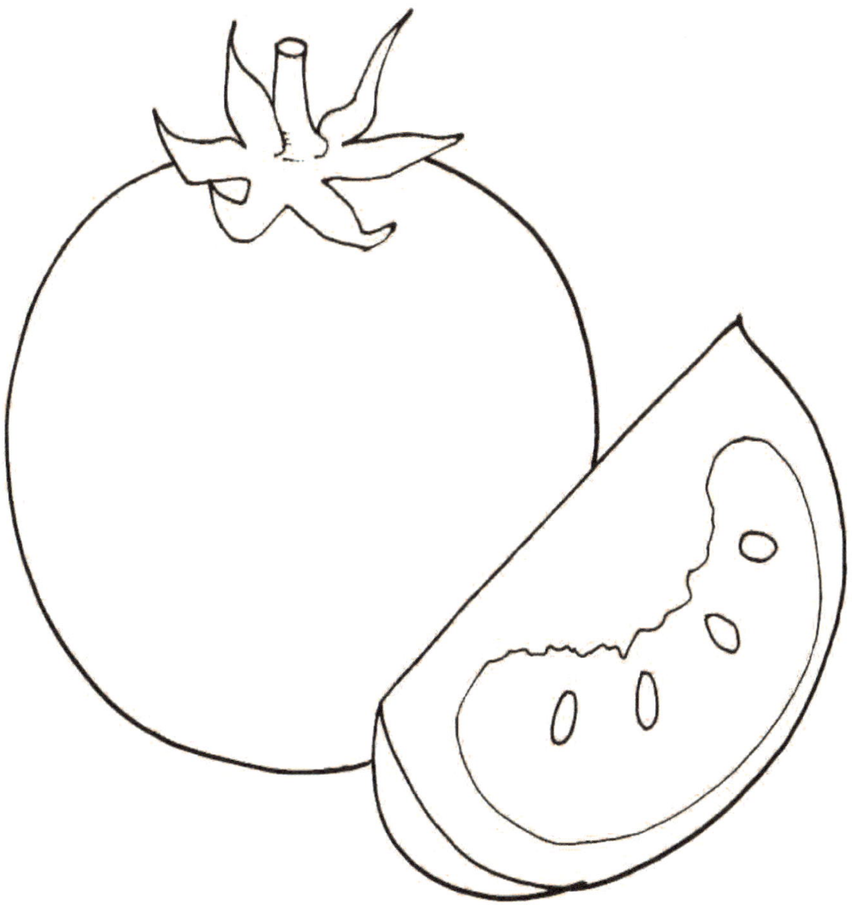

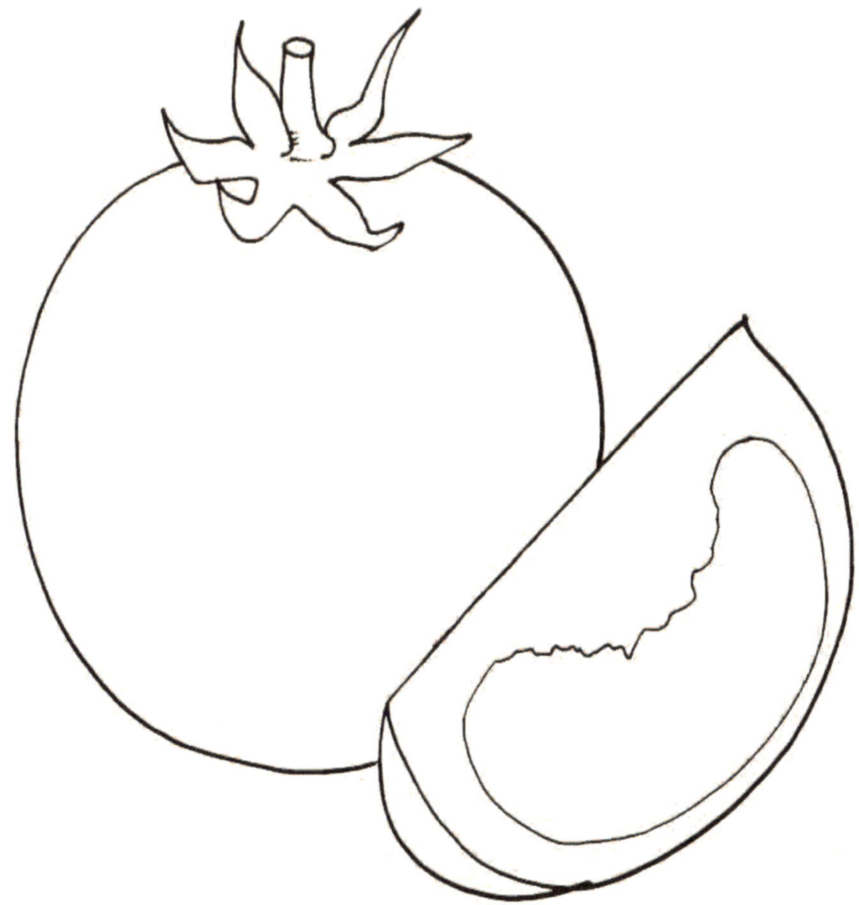

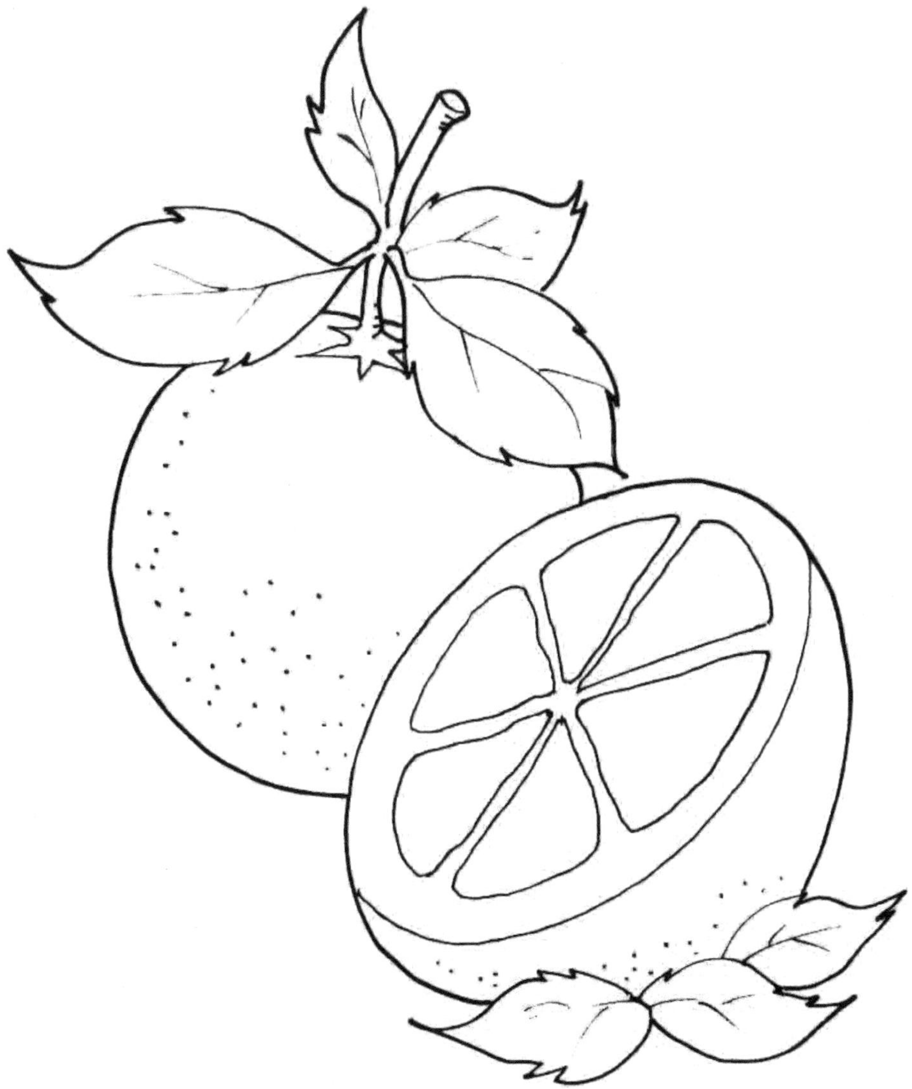

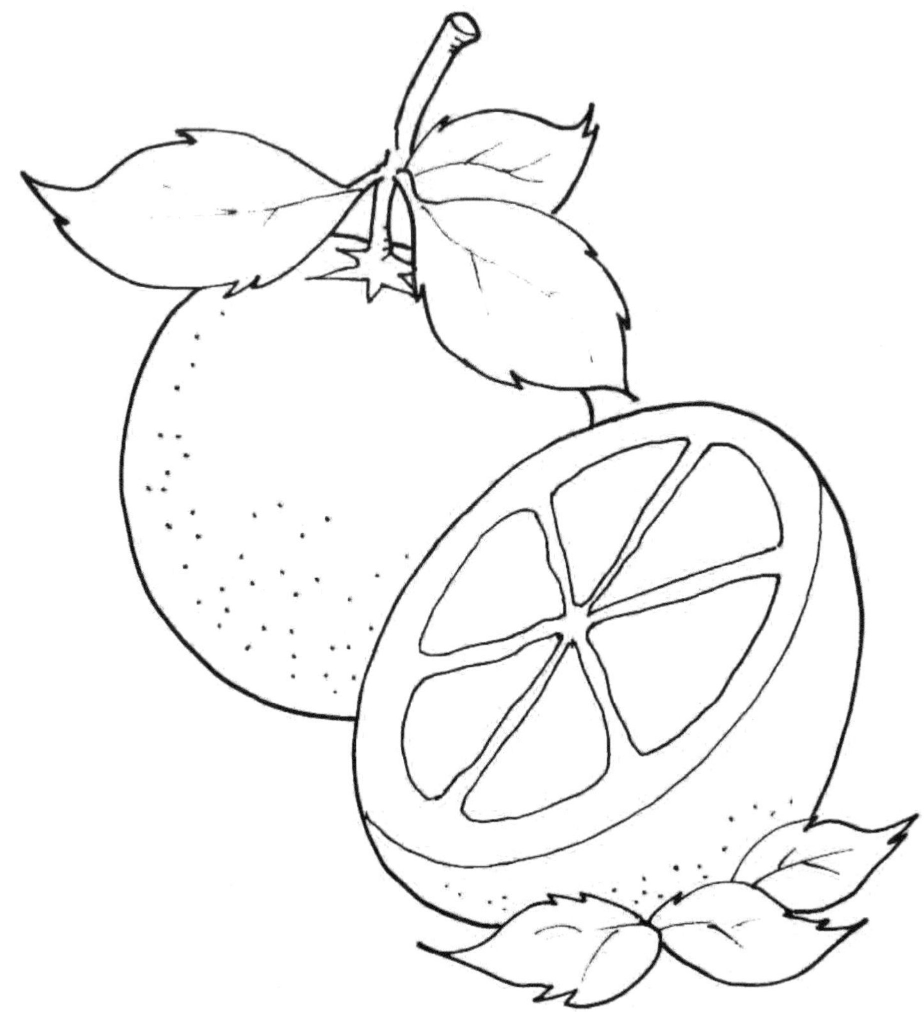

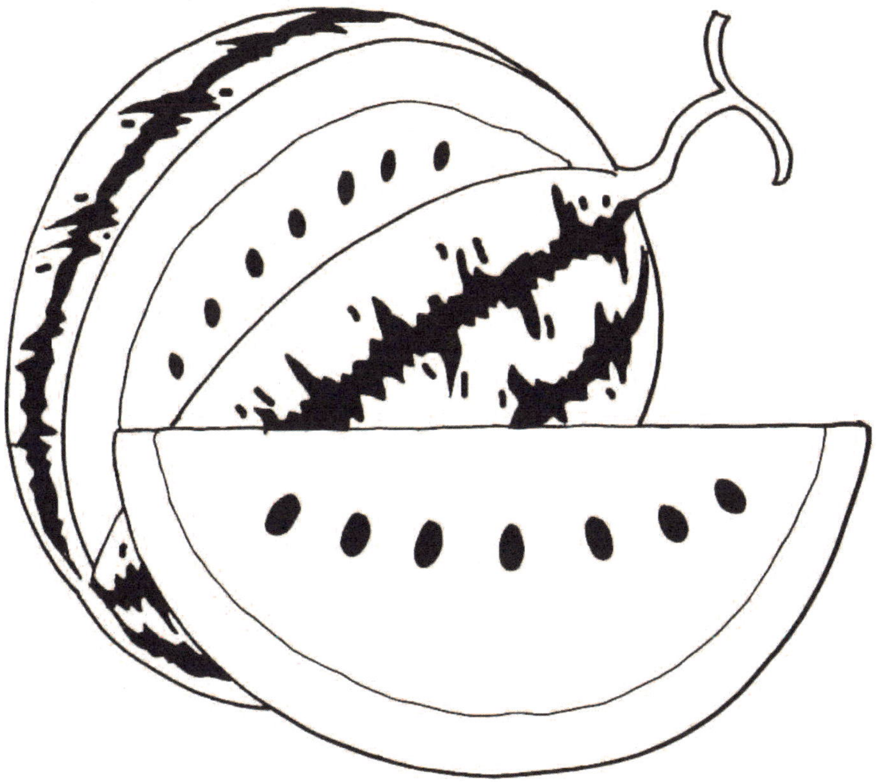

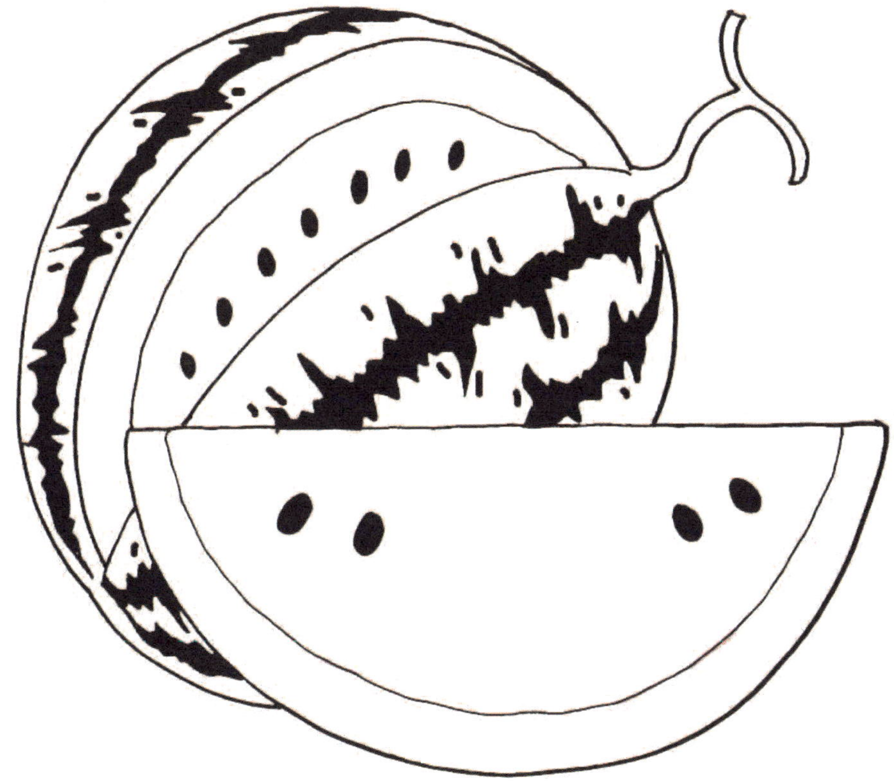

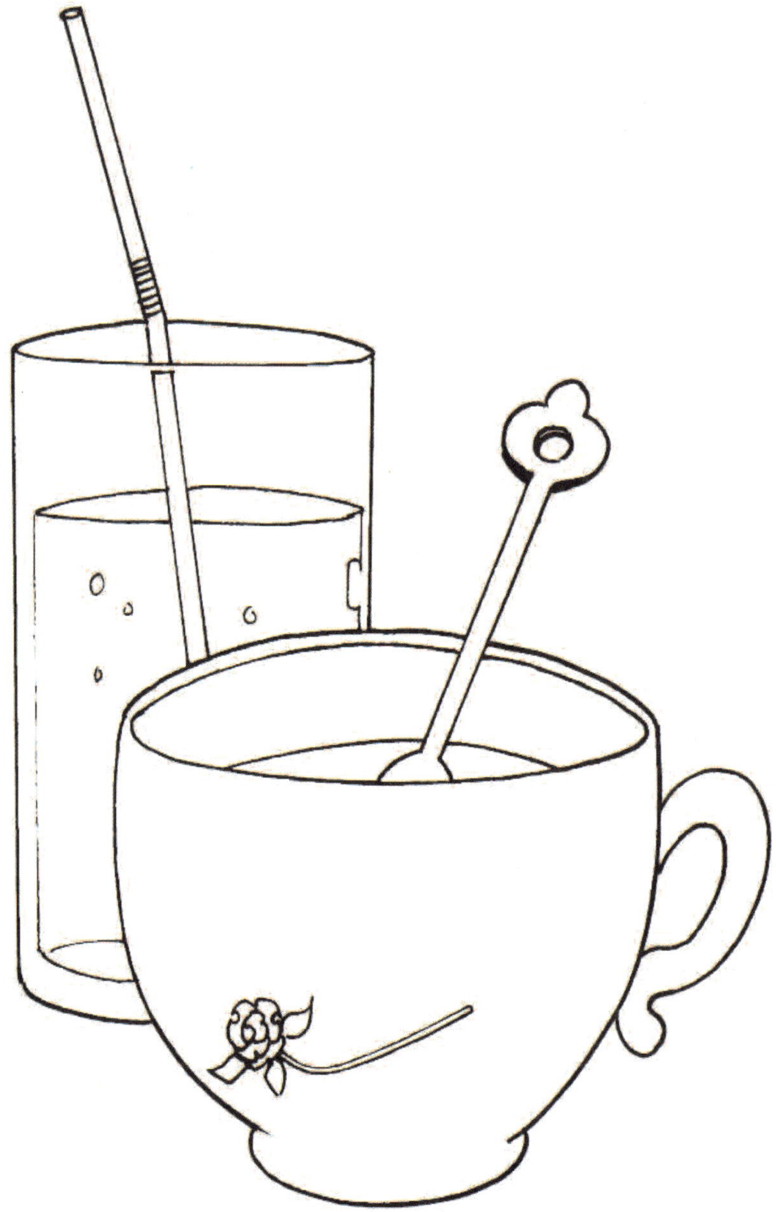

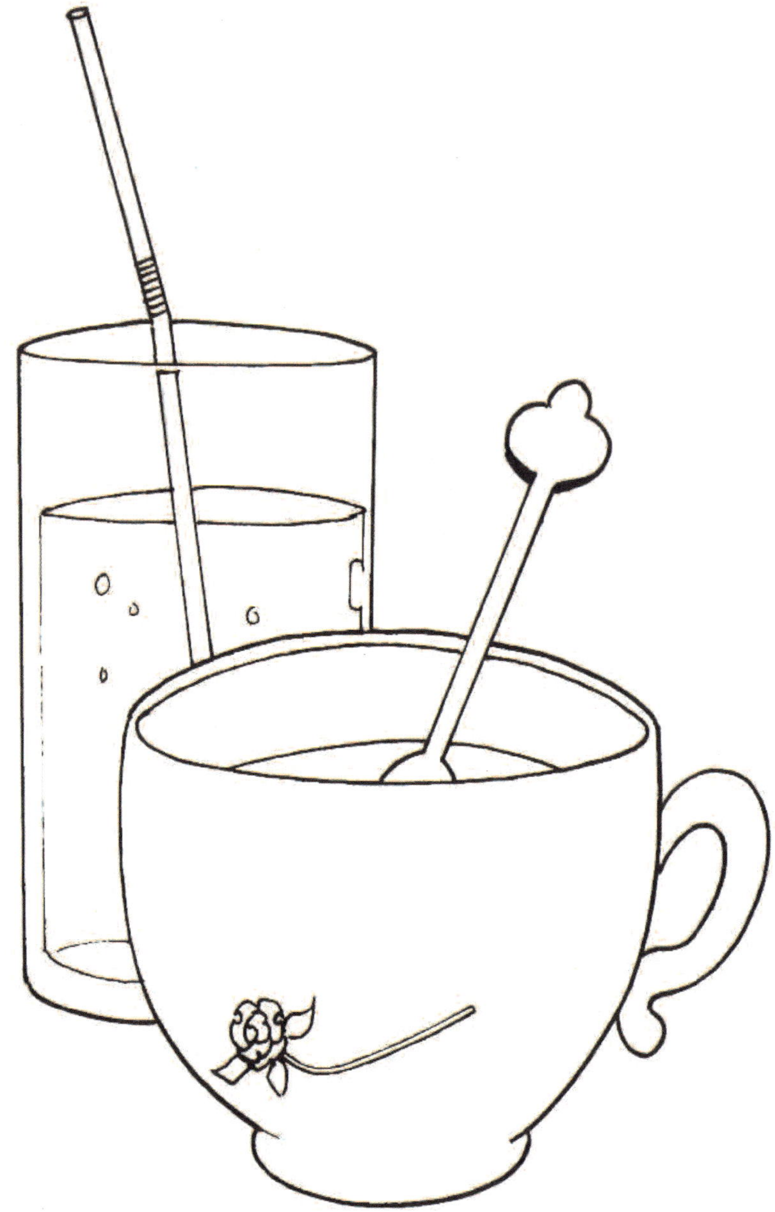

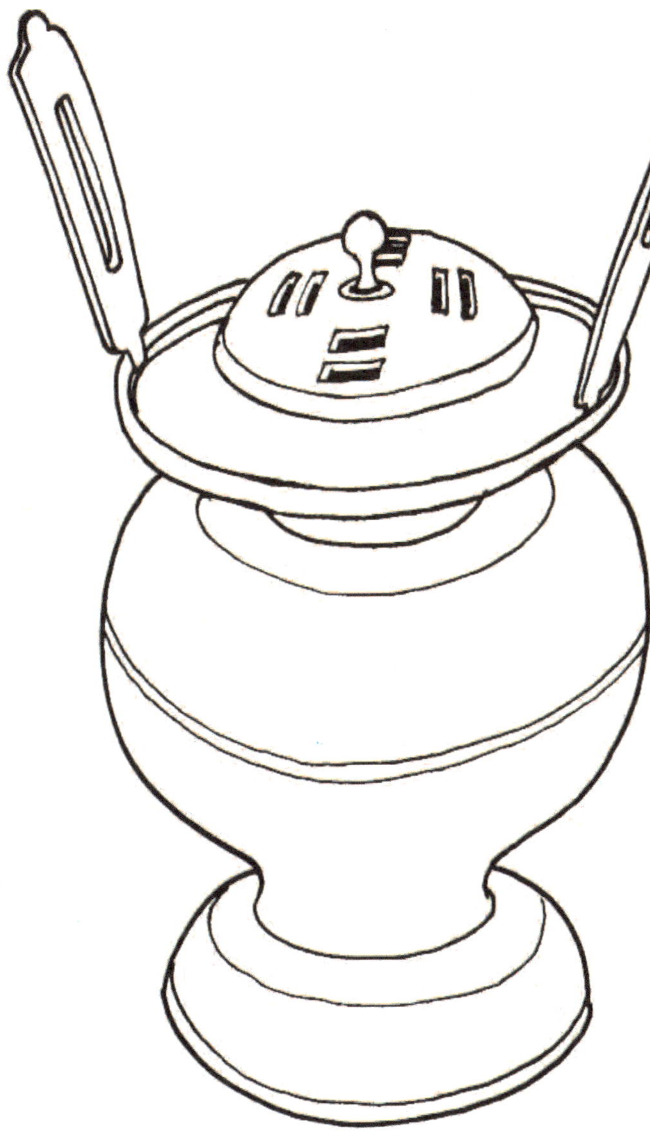

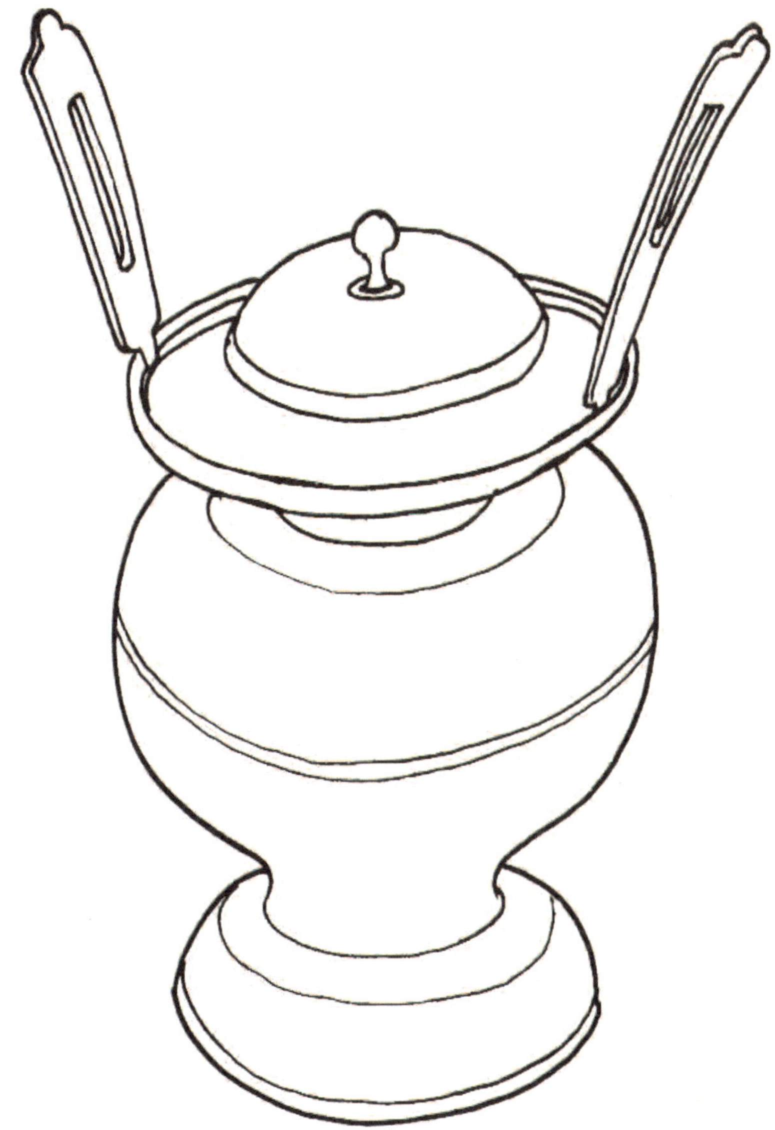

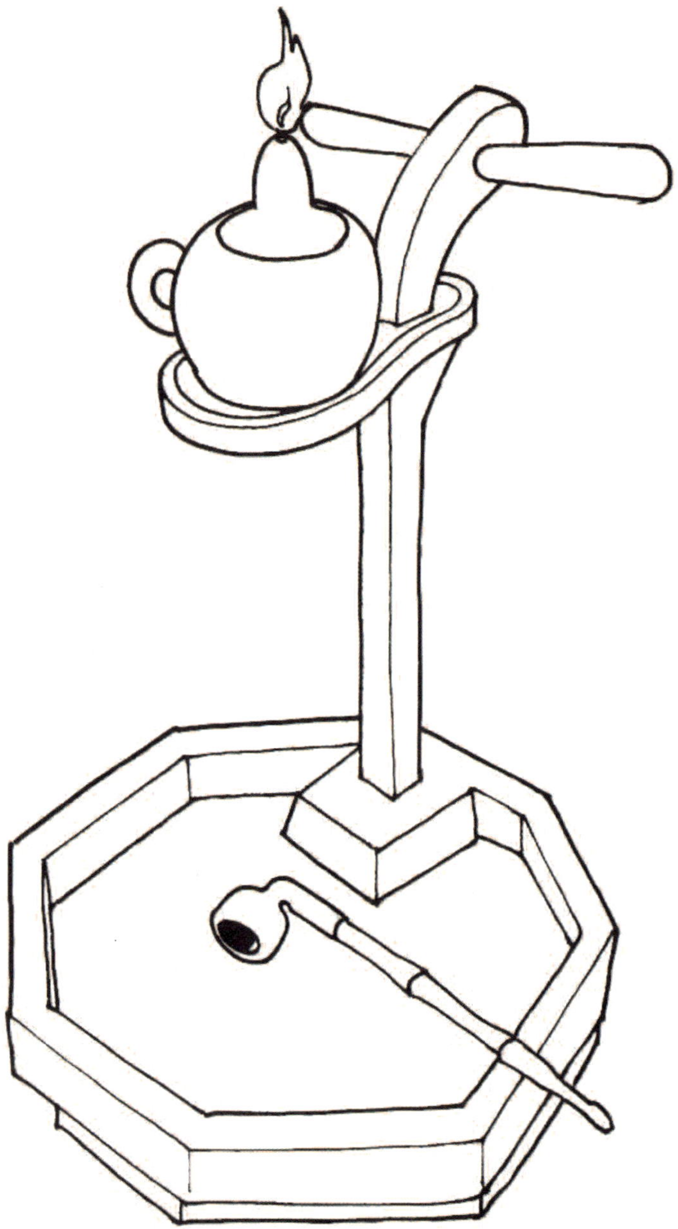

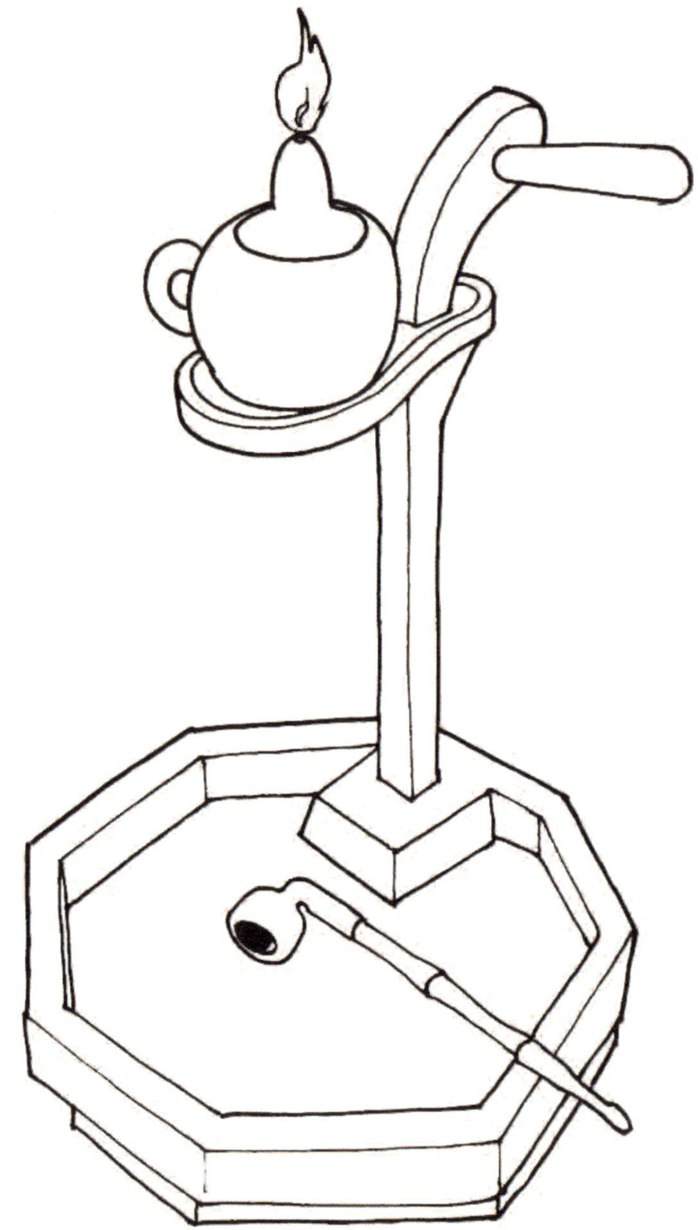

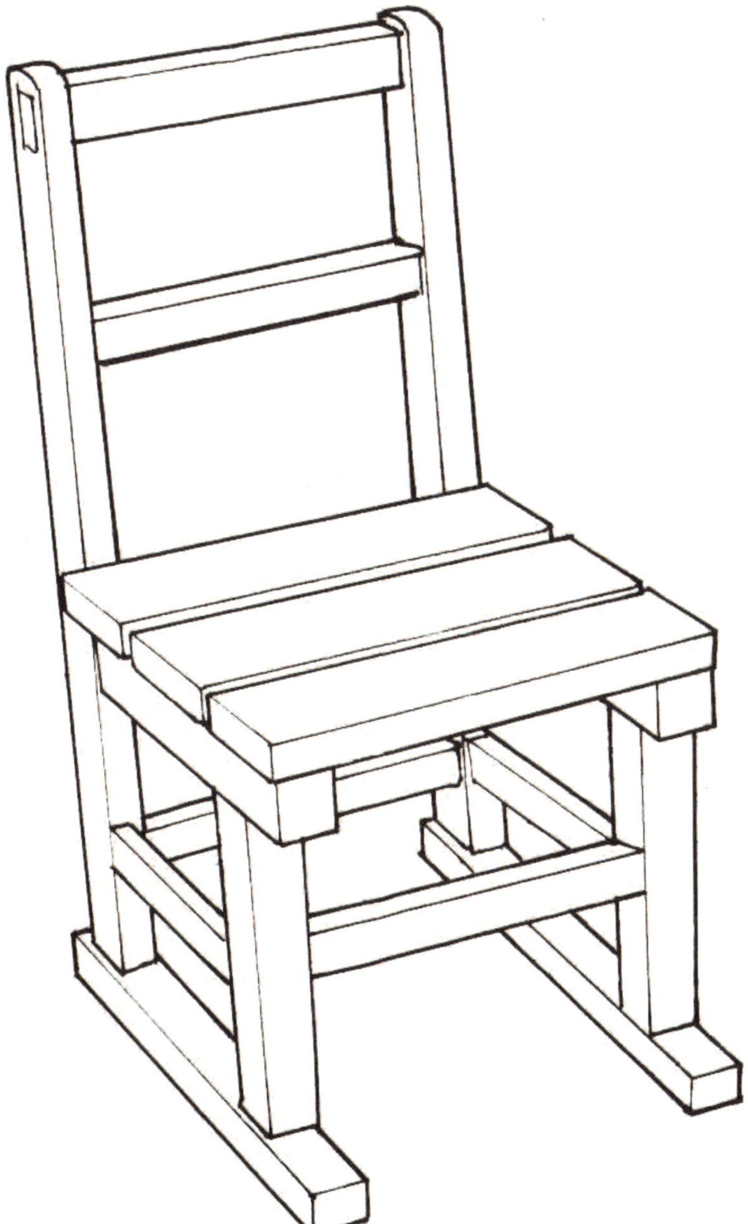

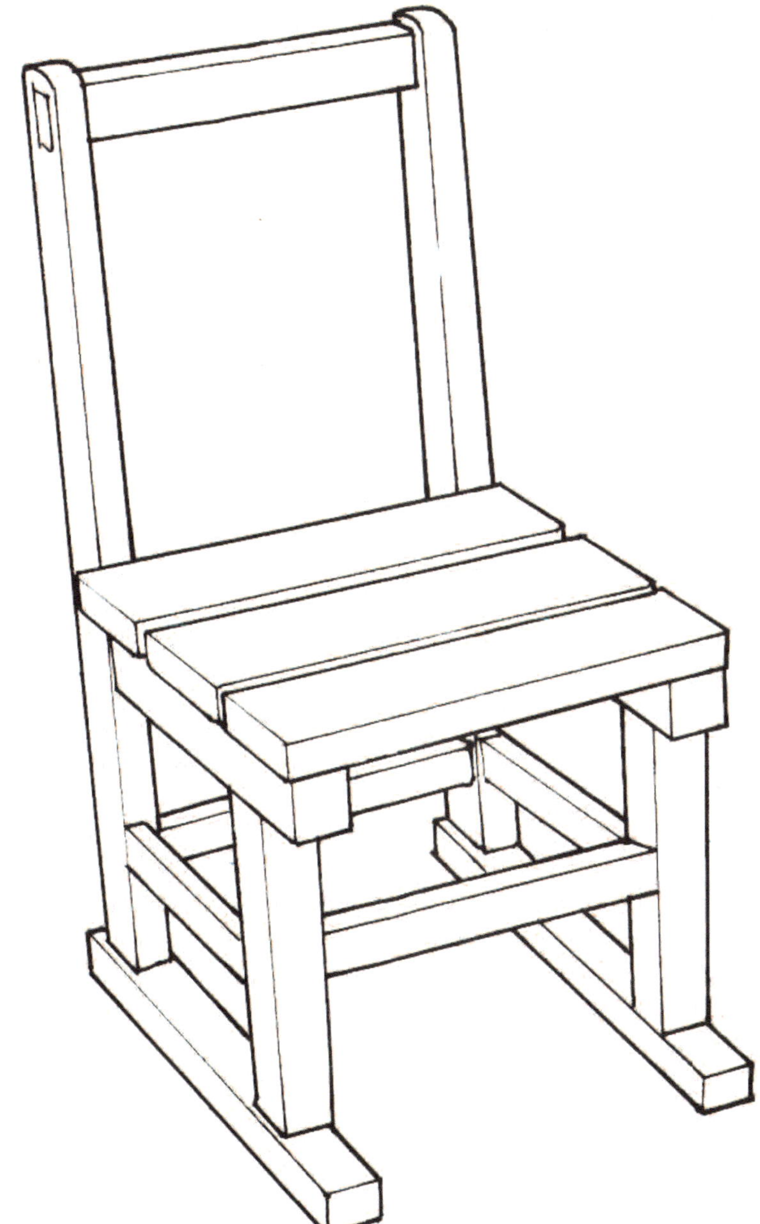

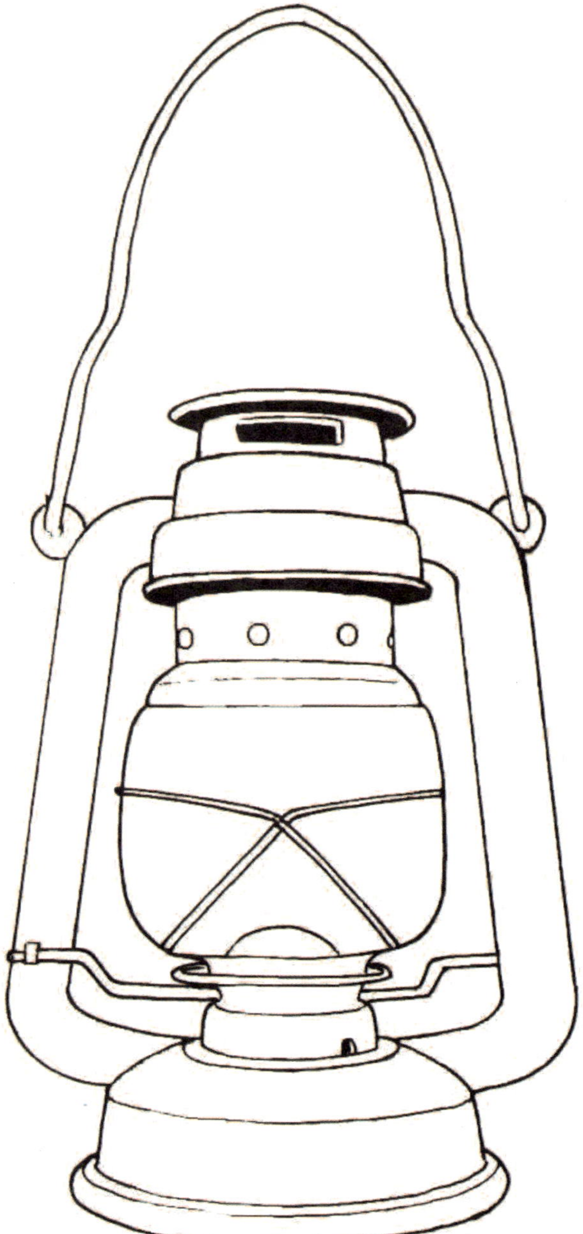

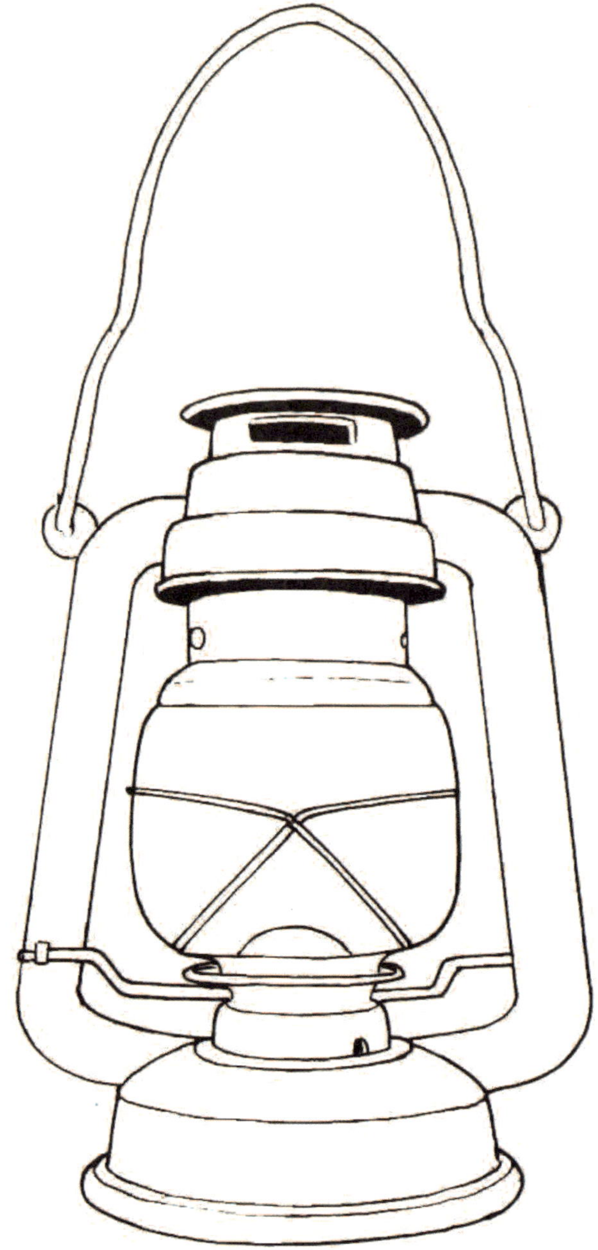

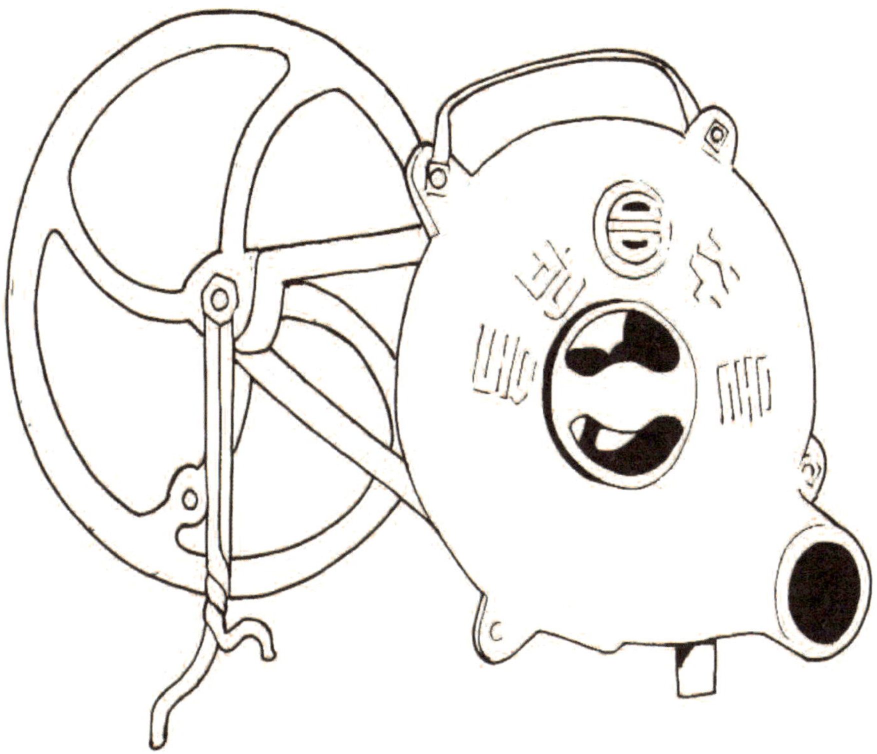

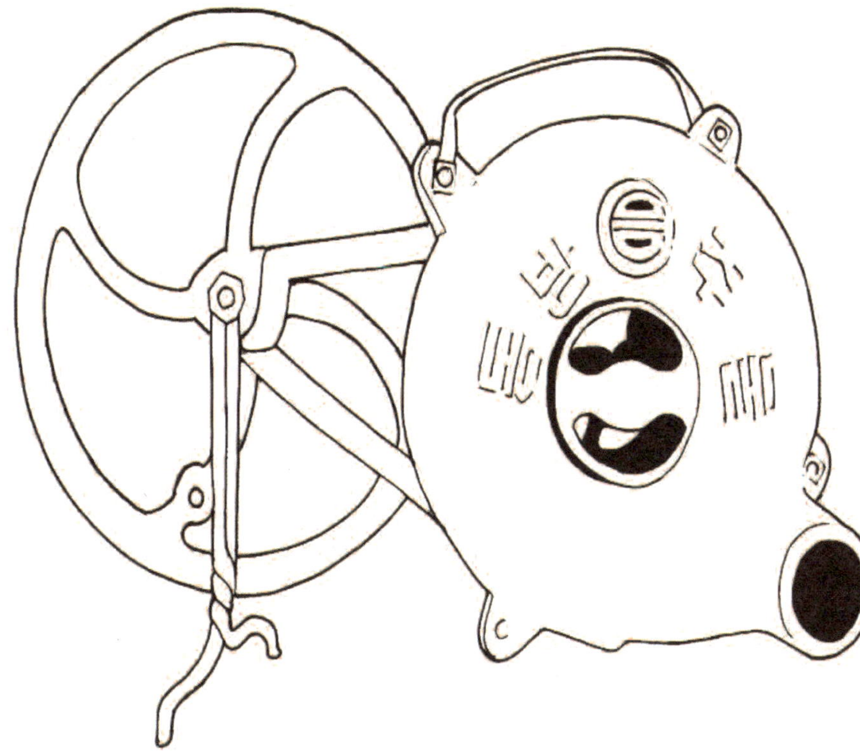

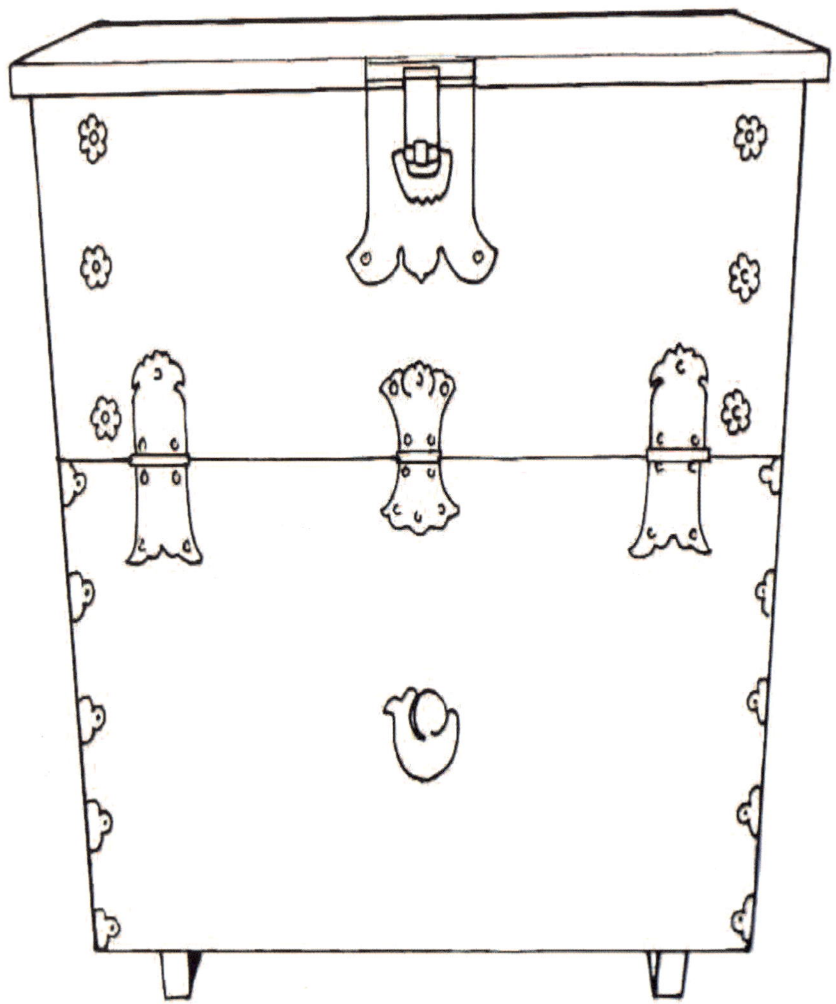

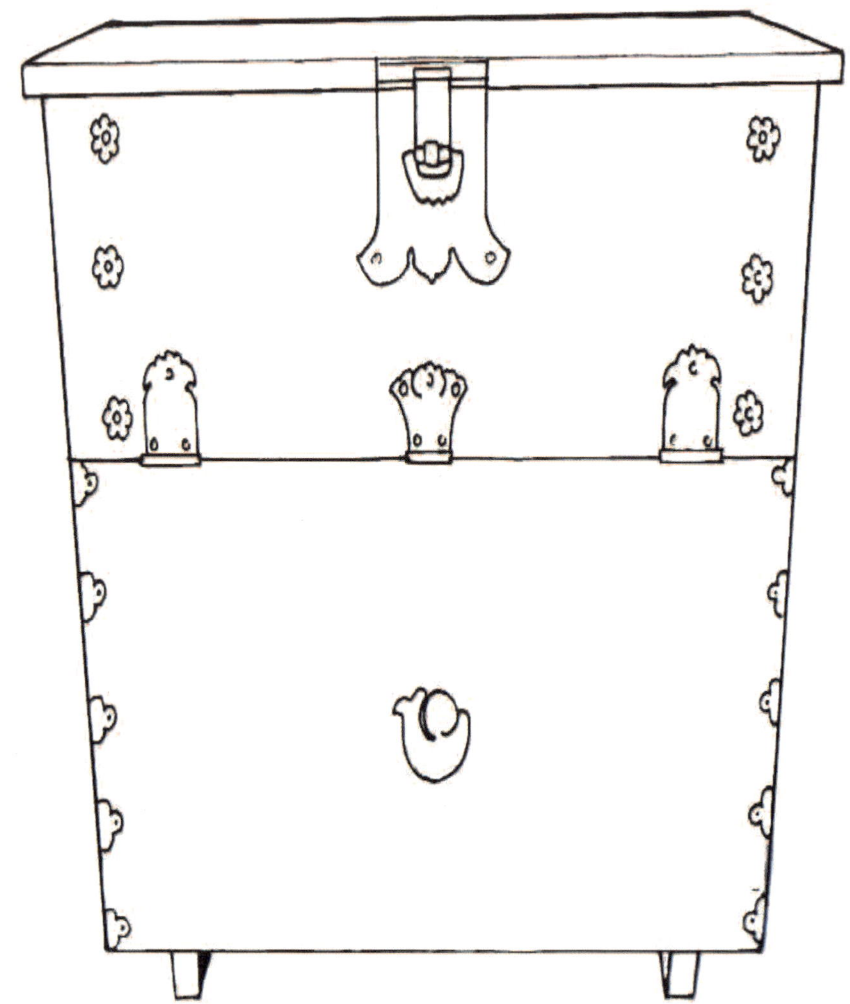

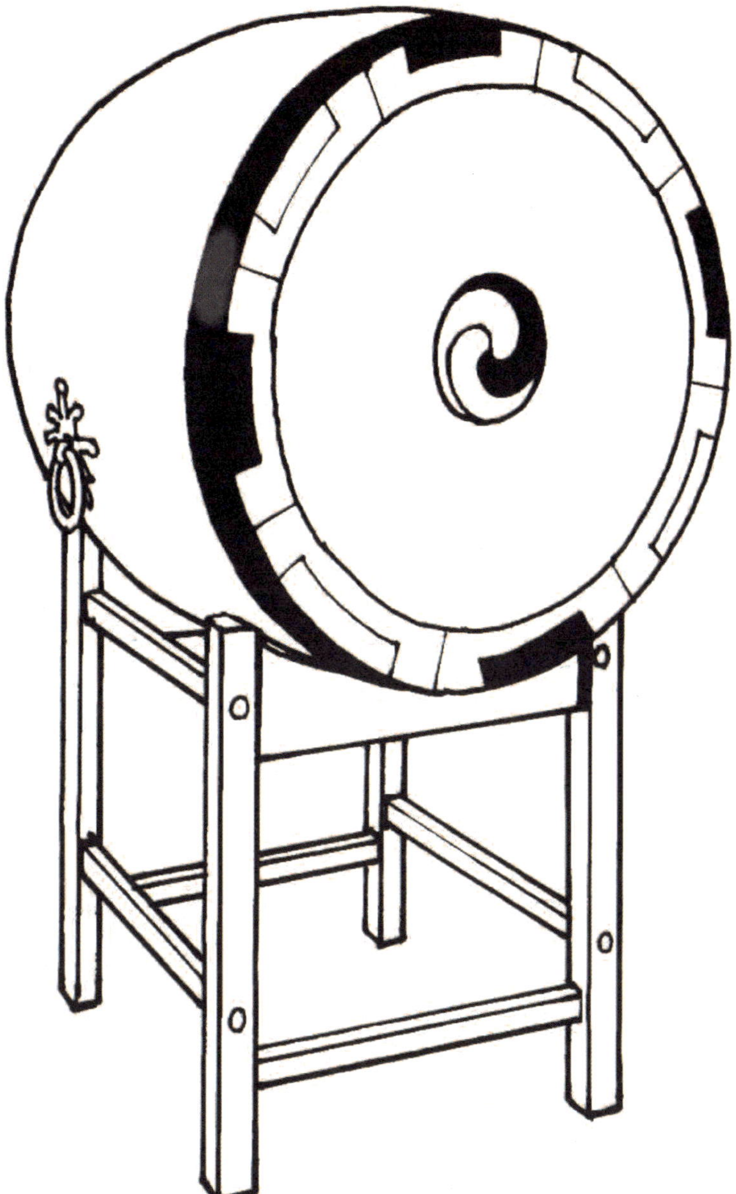

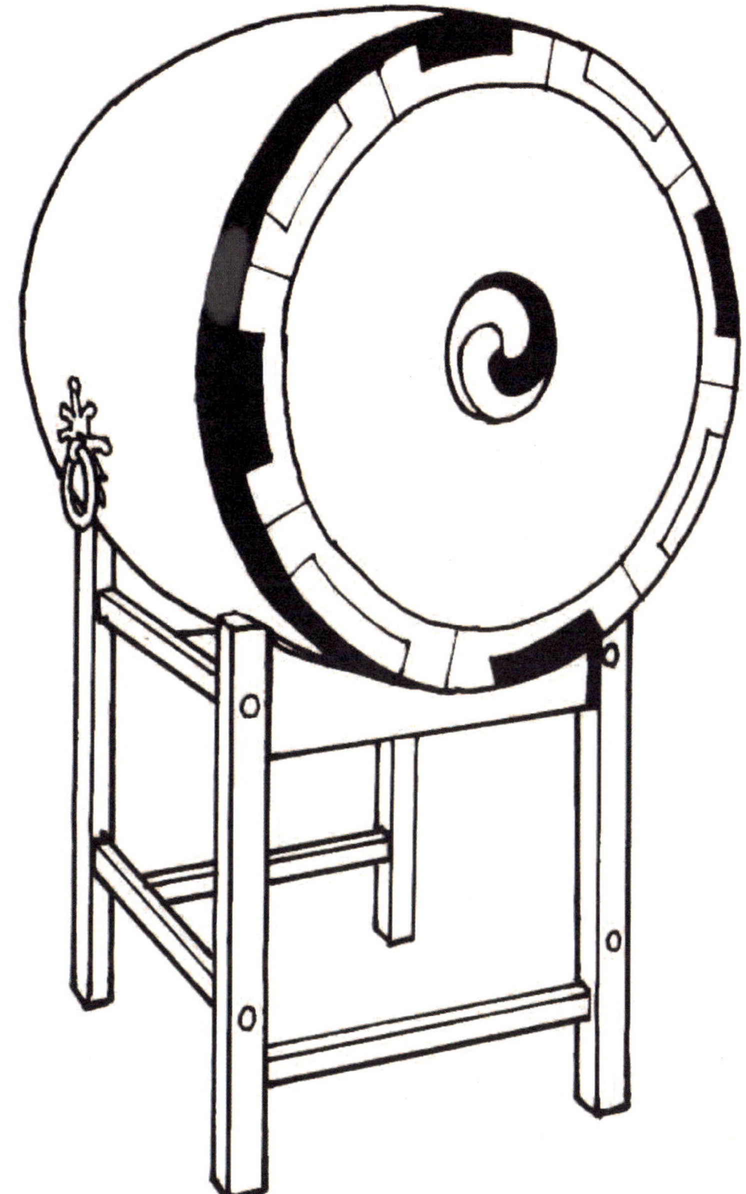

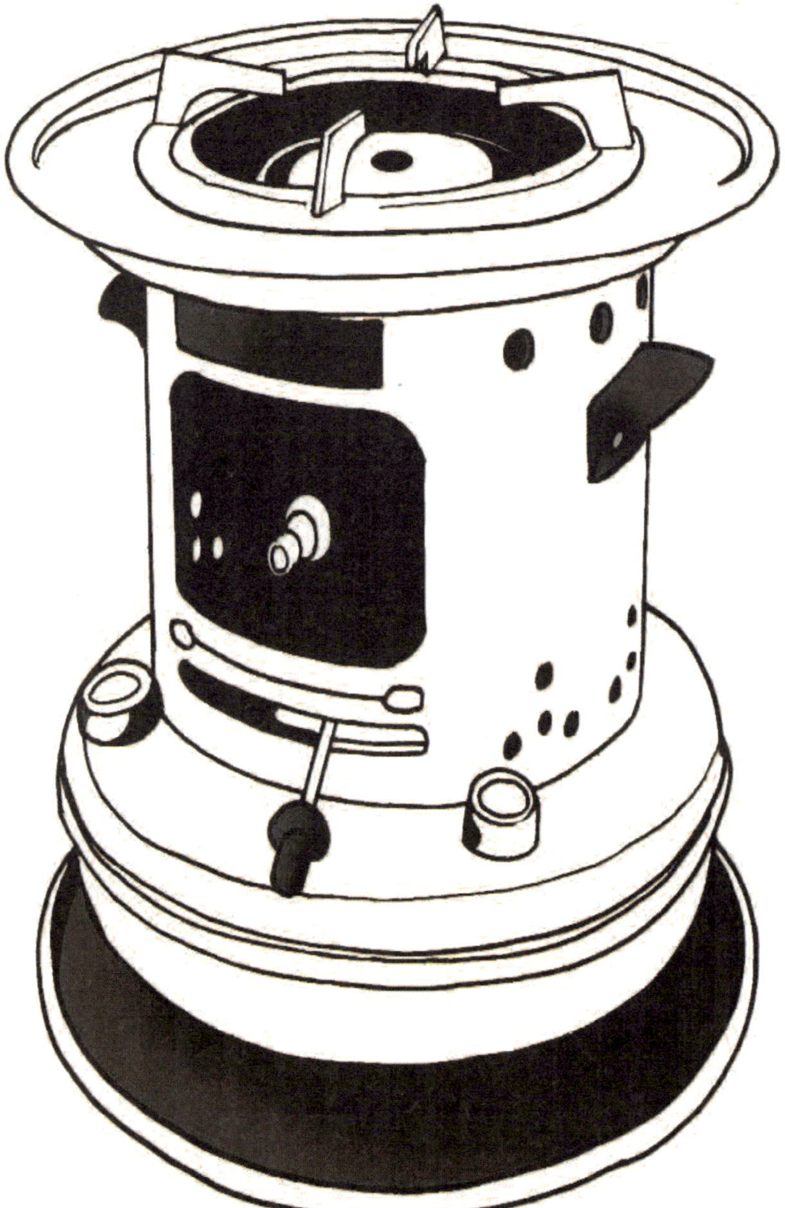

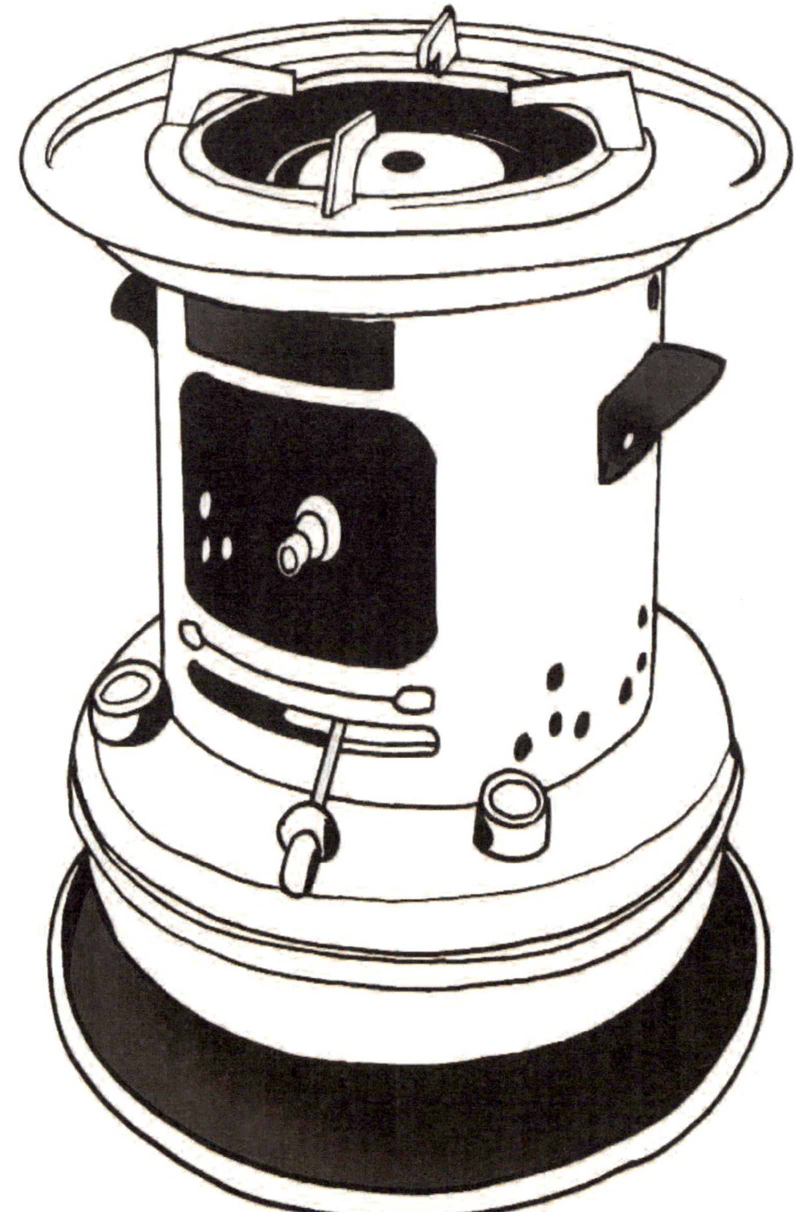

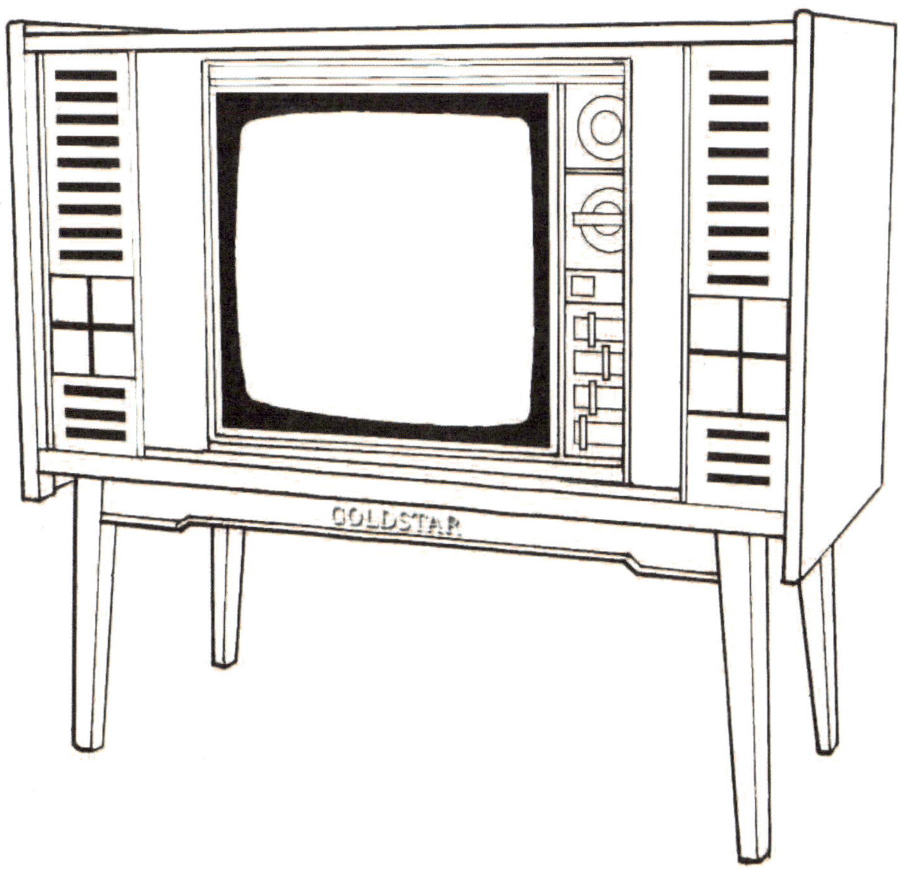
GOLDSTAR

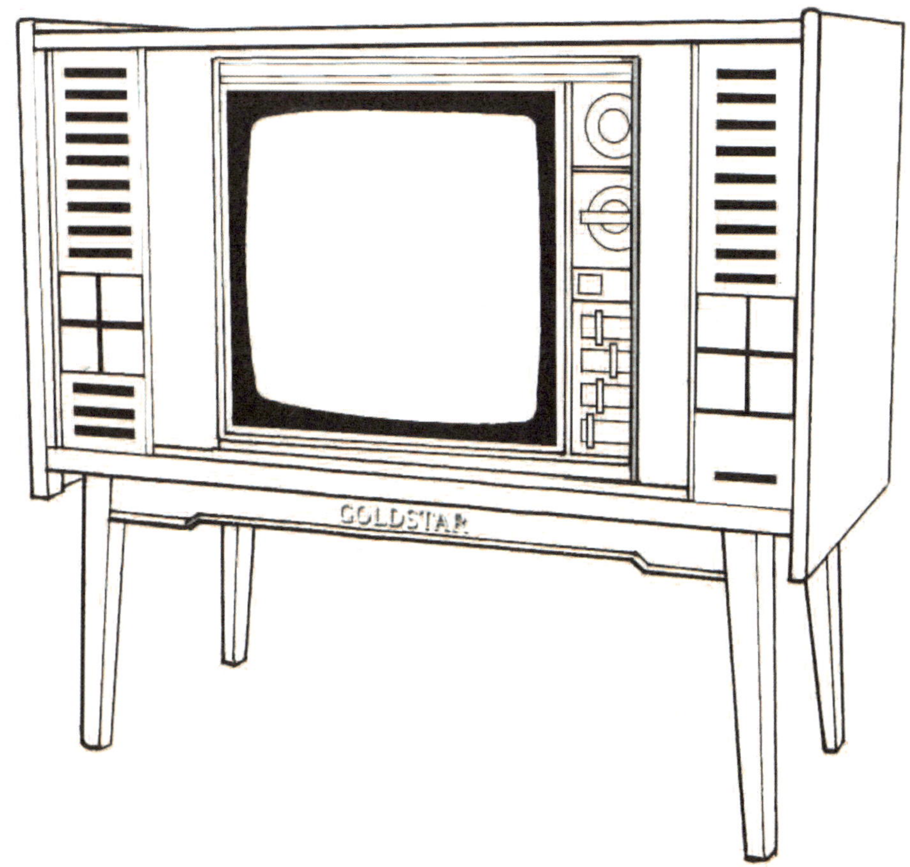
GOLDSTAR

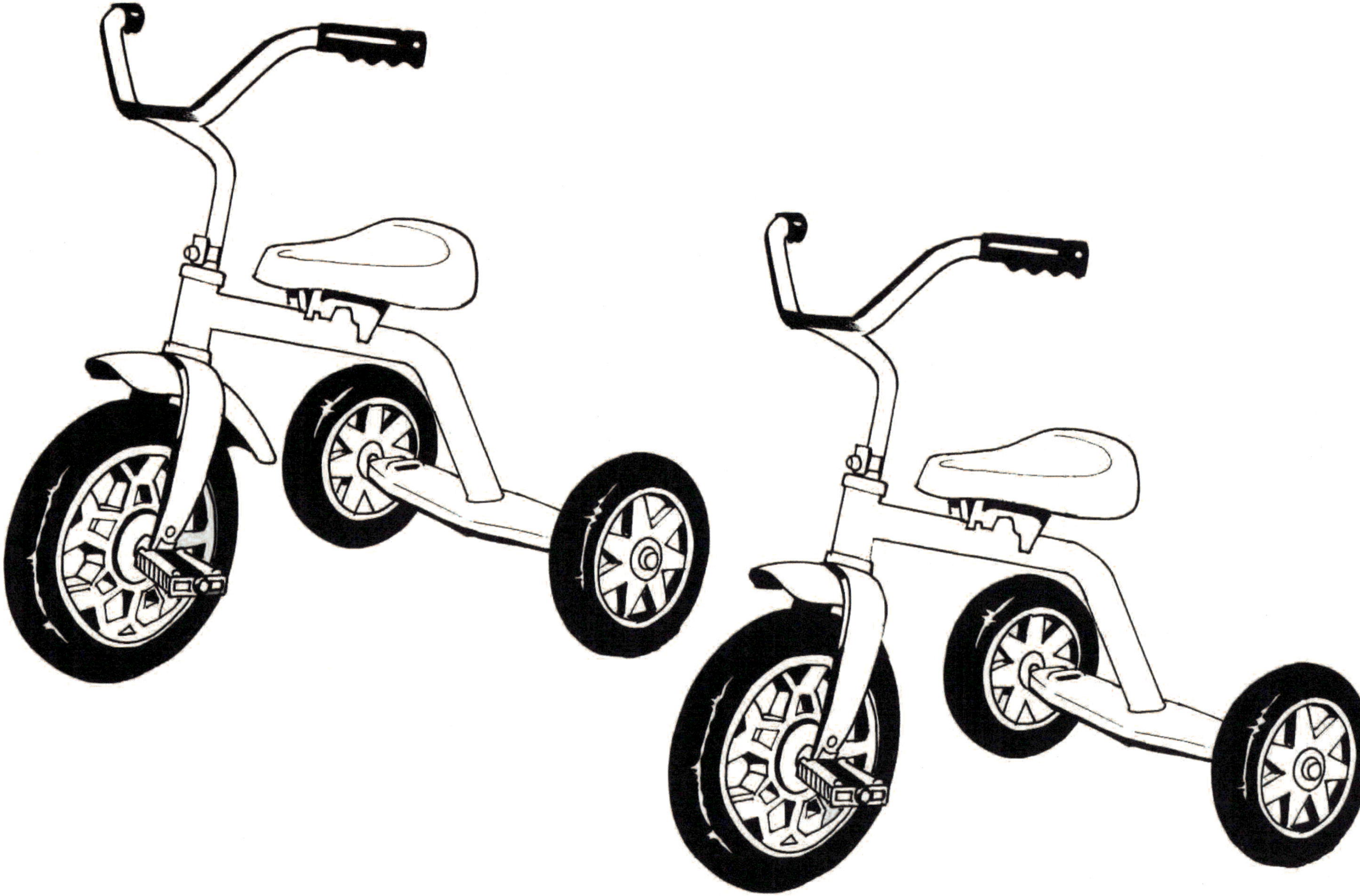

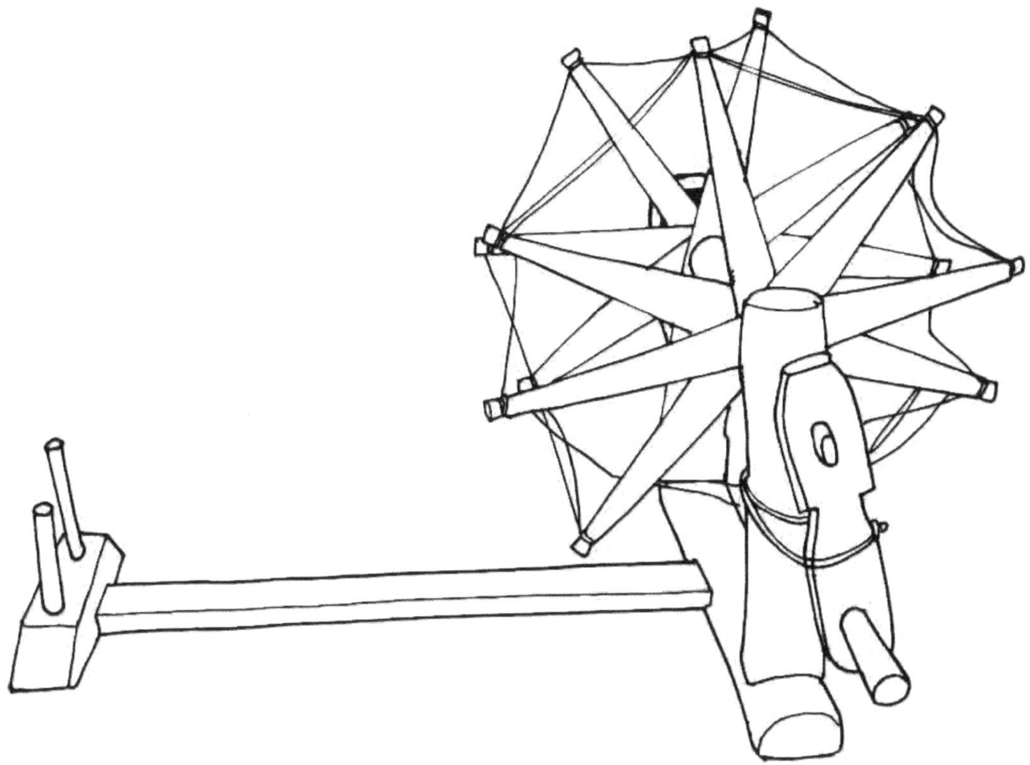

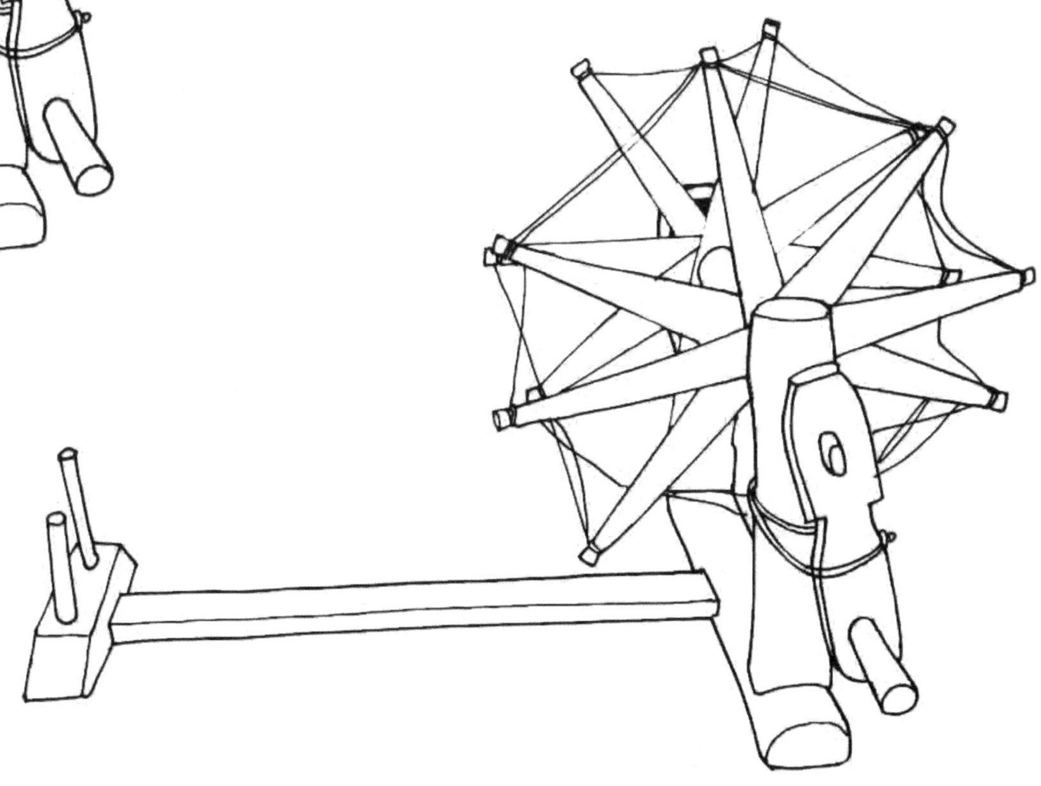

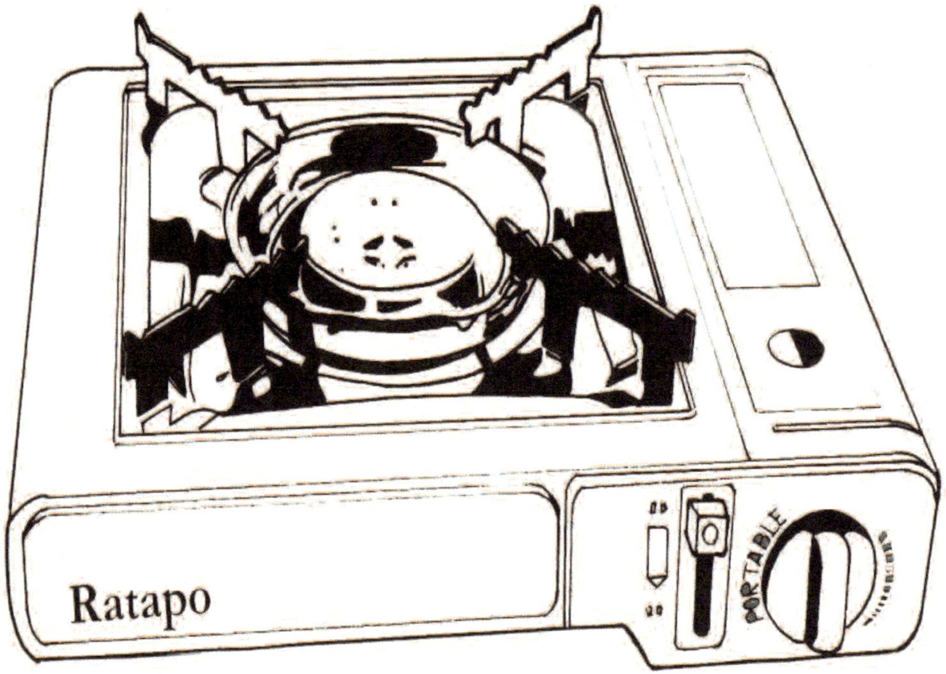
Ratapo
PORTABLE

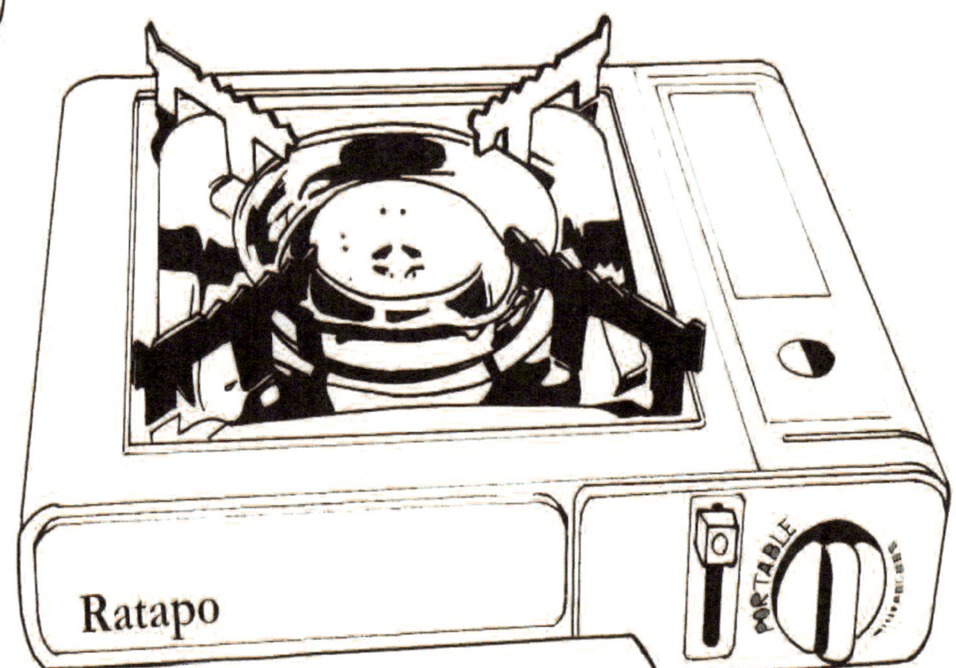
Ratapo
PORTABLE

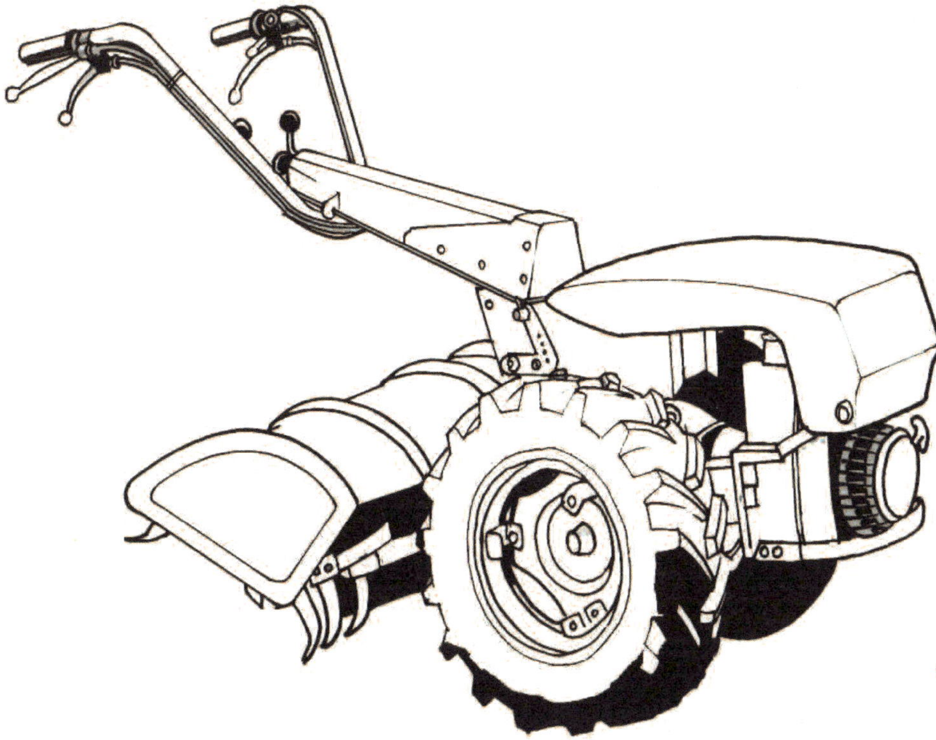

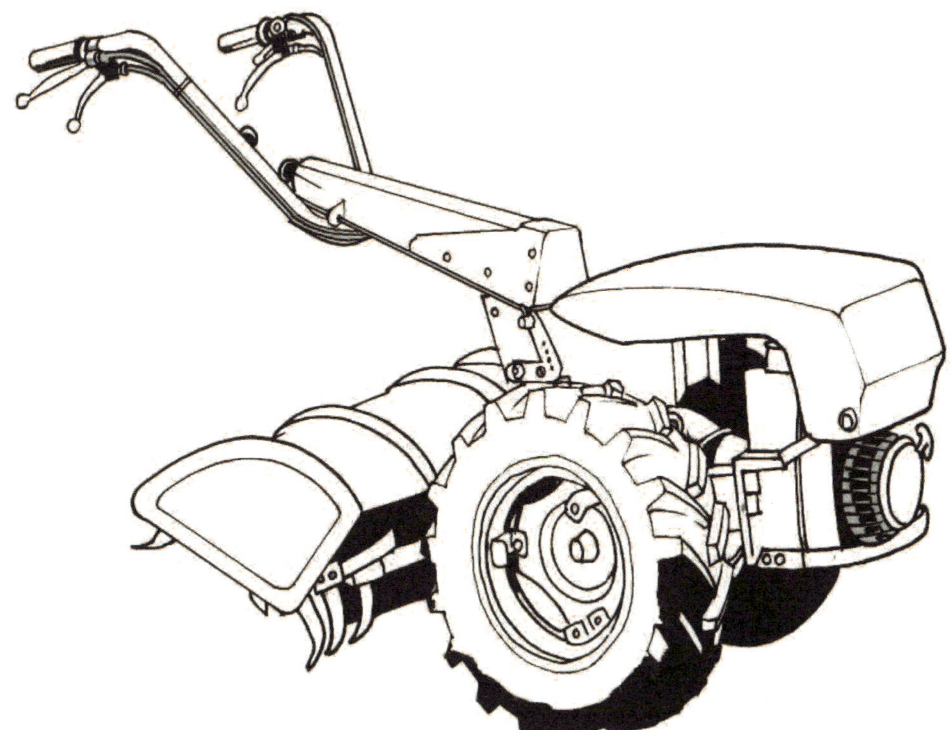

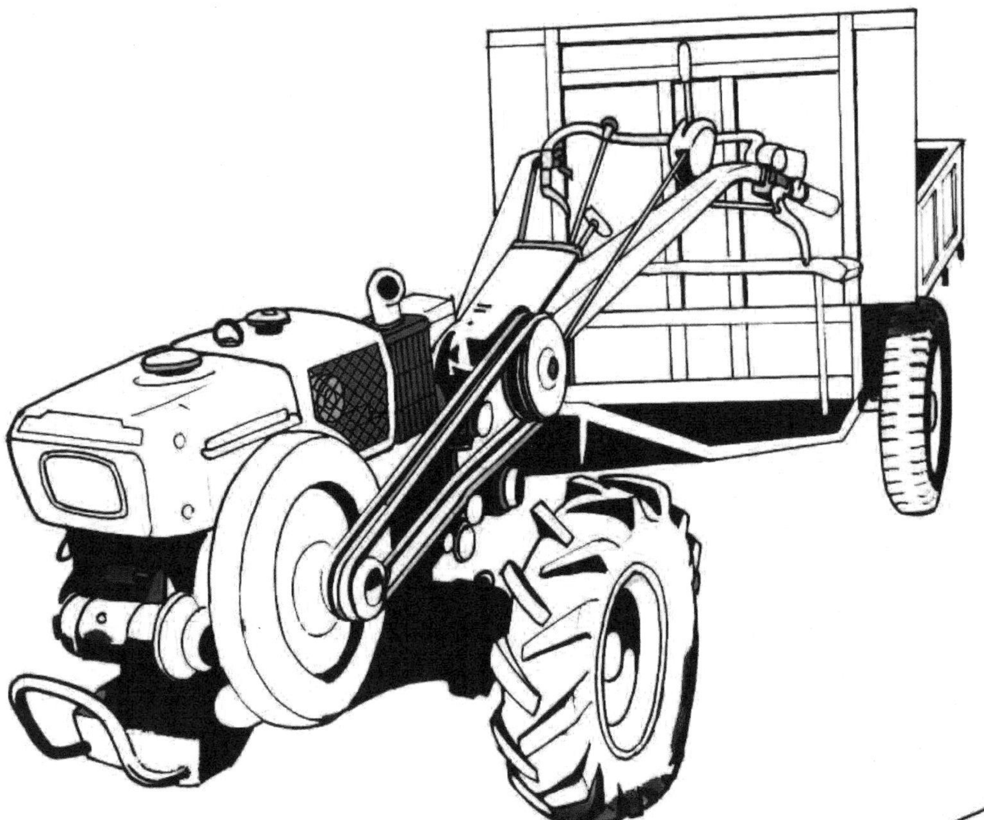

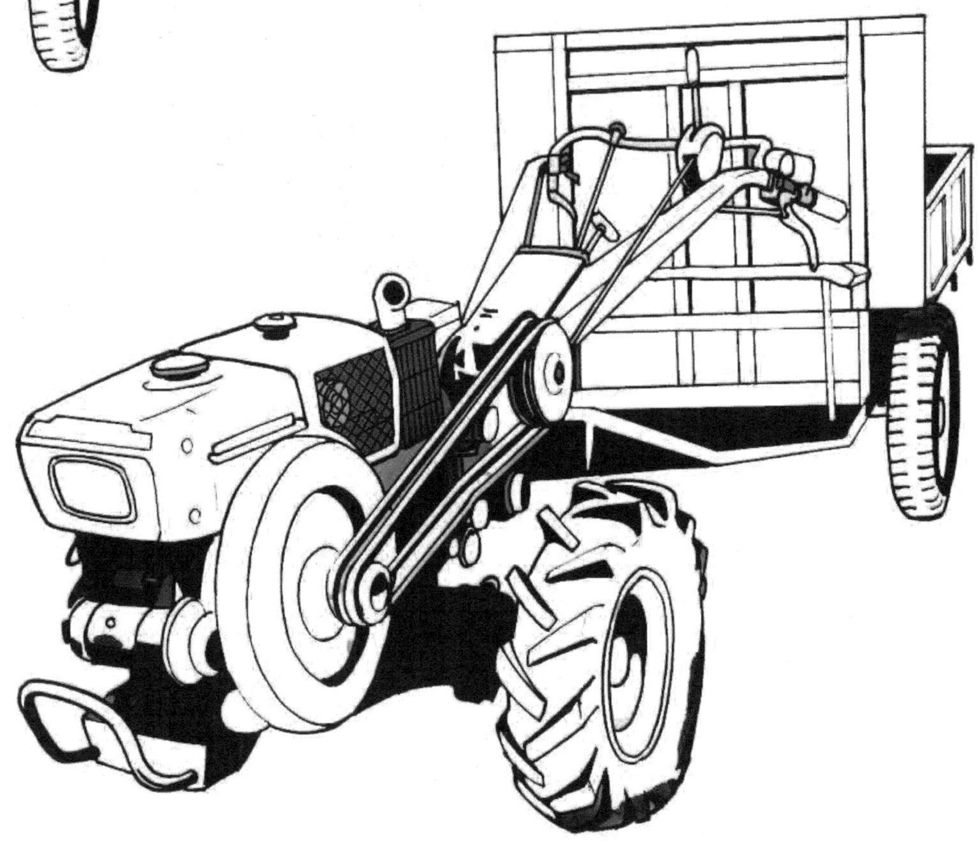

사용방법

-페이지 숫자를 불러주고 페이지를 펼치게 합니다.

-사물의 이름을 맞추게 합니다.

-가장 먼저 정답을 말하는 분은 격려를 해드립니다.

-틀린그림을 찾고 좌우 위치와 이름을 이야기하도록 합니다.

-틀린그림이 몇 개인지 힌트를 주고 찾아보도록 합니다.

-잘 찾지 못하면 2분에서 8등분으로 나눠서 위치를 알려주고 찾아보도록 합니다.

-필요시 틀린그림이 있는 곳을 큰 원으로 그려주고 찾아보도록 합니다.

-이외에도 힌트를 줘서 본인이 찾도록 유도하고 잘하면 격려해줍니다.

-색칠하기는 앞의 그림 중 복잡한 그림 중심으로 몇 개를 실었습니다.

-먼저 틀린 부분을 찾고 좌우에 맞춰 색을 칠하세요.

-찾기가 끝나면 사물에 대한 기억회상을 유도합니다.

-틀린그림을 찾는 동안 담당자는 이 사물에 대한 질문을 정리합니다.

-이것의 이름은 무엇입니까?

-이것은 어디에 사용합니까?

-이것은 언제 사용합니까?

-이것은 어떤 음식을 먹을 때 필요할까요?

-이것은 어떤 음식을 만들 때 필요합니까?

-이것은 어떤 것을 담습니까?

-손잡이 색깔은 무엇입니까?

-주로 어느 계절에 사용합니까?(계절을 말하게 유도)

-이것으로 할 수 있는 것이 무엇일까요?

-이것은 어느 계절에 먹을 수 있습니까?(계절을 말하게 유도)

-이것은 어떤 맛인가요?

-이 속에는 무엇무엇이 들어 있습니까?

-이것에 관한 기억나는 것이 있습니까?

-이것은 어떤 소리를 냅니까?(소리를 흉내 내게 합니다)

-이것은 몇 사람이 할 수 있습니까?

-이것은 어떤 힘으로 움직입니까?

예시

<table>
<tr><td colspan="4">(틀린그림찾기) **활동 프로그램 계획서**</td><td>담당</td><td>시설장</td></tr>
<tr><td colspan="4"></td><td></td><td></td></tr>
<tr><td>일 자</td><td colspan="2">2018년 월 일 요일</td><td>장 소</td><td colspan="2">○○○요양원 프로그램실</td></tr>
<tr><td>프로그램 시작시간</td><td>14:10(예시)</td><td>프로그램 종료시간</td><td>15:00</td><td>프로그램 운영시간</td><td>50분</td></tr>
<tr><td>프로그램 진행 보조자</td><td colspan="3">요양보호사 각자의 이름 입력</td><td>프로그램 진행자</td><td>사회복지사</td></tr>
<tr><td>프로그램 주 제</td><td colspan="5">**틀린그림찾기 레벨1-1**</td></tr>
<tr><td>프로그램 목 표</td><td colspan="5">주의 집중력, 학습 및 기억능력, 손가락 정교성 향상 및 집중력 만족감 향상 도모, 전두엽 관리 기능</td></tr>
<tr><td>프로그램 진행방법</td><td colspan="5">1. 프로그램이 시작되기 전 어르신들을 모시고 나와 자리에 앉혀드린다.
2. 프로그램을 시작하기 전 간단히 좌식체조를 진행 한 후 본인의 책자를 나누어드리고 프로그램에 대한 설명을 한다.
3. 오늘 진행할 페이지를 알려드리고 그 페이지 숫자를 스스로 찾게 한다. 숫자를 모르시는 분은 도와드린다.
4. 해당 페이지에 대한 간략한 설명을 한다. 어르신들께 해당 그림에 대한 느낌을 유도한다. 대답을 하시는 분들은 별도로 기록을 한다.
5. 틀린그림을 찾는다. 찾는데 어려움을 느끼는 어르신이 계시면 진행자와 보조자가 도움을 드린다.
6. 몇 개의 틀린그림이 있는지 개수를 맞히는 간단한 질문을 한다. 맞히는 어르신은 칭찬을 한다.
7. 틀린그림을 가지고 기억회상의 질문을 하고 무관심한 분들께는 보조진행자가 틀린그림이 무엇이 있었는지 질문을 하여 대답을 유도한다.
8. 틀린그림을 찾은 다음 그림은 무엇이고, 언제, 어디서, 누가, 왜 사용하는가에 대한 구체적인 질문을 한다.
9. 틀린그림을 모두 찾고, 개수 맞히기, 기억회상이 마무리되면 어르신들을 박수로 격려해 드리고 프로그램을 마무리한다.</td></tr>
<tr><td>준 비 물</td><td colspan="5">개인용 책자(프린트물), 사인펜, 크레파스, 색연필 등</td></tr>
<tr><td>예상참가자</td><td colspan="5">김○○, 이○○, 박○○, 정○○, 조○○, 최○○, 황○○, 강○○,임○○ 등
(20명)</td></tr>
</table>

담 당	시설장

(틀린그림찾기) 프로그램 운영일지(결과보고)

<table>
<tr><td>일 자</td><td colspan="2">2018년 월 일 요일</td><td>장 소</td><td colspan="2">○○○요양원 프로그램실</td></tr>
<tr><td>시작시간</td><td>14:10</td><td>종료시간</td><td>15:00</td><td>운영시간</td><td>50분</td></tr>
<tr><td>보 조 자</td><td colspan="3">요양보호사 각자의 이름 입력</td><td>진행자</td><td>○○○</td></tr>
<tr><td>주 제</td><td colspan="5">틀린그림찾기 레벨1-1</td></tr>
<tr><td>목 표</td><td colspan="5">주의 집중력, 학습 및 기억능력, 손가락 정교성 향상 및 집중력 만족감 향상 도모,
전두엽 관리 기능</td></tr>
<tr><td>프로그램
진행방법</td><td colspan="5">1. 프로그램이 시작되기 전 어르신들을 모시고 나와 자리에 앉혀드렸다.
2. 프로그램을 시작하기 전 간단히 좌식체조를 진행 한 후 본인의 책자를 나누어드리고 프로그램에 대한 설명을 했다.
3. 오늘 진행할 페이지를 알려드리고 그 페이지 숫자를 스스로 찾게 했다. 숫자를 모르시는 분은 보조진행자가 도와드렸다.
4. 해당 페이지에 대한 간략한 설명을 했다. 어르신들께 해당그림에 대한 느낌을 유도했다. 대답을 하시는 분들은 별도로 기록을 했다.
5. 스스로 틀린그림을 찾았다. 찾는데 어려움을 느끼는 어르신은 진행자와 보조자가 도움을 드렸다.
6. 몇 개의 틀린그림이 있는지 개수를 맞히는 간단한 질문을 했다.
맞히는 어르신은 칭찬을 해드렸다.
7. 틀린그림을 가지고 기억회상의 질문을 했고, 무관심한 분들께는 보조진행자가 틀린그림이 무엇이 있었는지 질문을 하여 대답을 유도했다.
8. 틀린그림을 찾은 다음, 그림은 무엇이고, 언제, 어디서, 누가, 왜 사용하는가에 대한 구체적인 질문을 했다.
9. 틀린그림을 모두 찾고 개수 맞히기, 오늘 찾은 틀린그림 이름이 무엇인지 말씀을 하시게 하는 것으로 마무리 했다. 어르신들을 박수로 격려해 드리고 프로그램을 마쳤다.</td></tr>
<tr><td>준 비 물</td><td colspan="5">개인용 책자(프린트물), 사인펜, 크레파스, 색연필 등</td></tr>
<tr><td>관찰결과</td><td colspan="5">시범을 두 번 보이니 어르신들이 ‘아!’ 하시고 이해하심,
틀린 부분을 집중하여 찾으심, 좌우를 비교하시느라 어려워하심,
그림의 이름을 말하고 그 그림에 대한 기억을 회상시켜 말씀을 하시게 함.</td></tr>
<tr><td>참가인원</td><td colspan="5">김○○, 이○○, 박○○, 정○○, 조○○, 최○○, 황○○, 강○○, 임○○(9명)</td></tr>
<tr><td>불참가인원</td><td colspan="5">현○○-인지부족, 김○○-인지부족, 최○○-거부, 유○○-기력부족, 이○○-거부,
정○○-거부, 유○○-거부, 김○○-거부, 최○○-거부, 한○○-기력부족 (10명)</td></tr>
<tr><td>평가 및 관리</td><td colspan="5">어르신들의 틀린부분을 찾기 위한 주의 집중력과, 손가락 정교성 향상 및 기억력 향상에 도움이 됐다고 생각 됨.</td></tr>
<tr><td rowspan="4">대상자 의견</td><td>대상자명</td><td>성별</td><td colspan="3">의견 및 반응</td></tr>
<tr><td>김○○</td><td>남</td><td colspan="3">찾지 못하여 보호사의 도움을 받아 찾음, 그림에 대한 이름과 무엇에 사용하는 것인지에 대해 모르심.</td></tr>
<tr><td>이○○</td><td>여</td><td colspan="3">가장 먼저 정답을 찾고, 그림의 이름과 설명을 하심.</td></tr>
<tr><td>박○○</td><td>여</td><td colspan="3">처음 페이지 숫자를 알려드렸지만 숫자를 인지하지 못 하고 펼치지 못 하심. 보호사의 도움으로 틀린그림을 모두 찾으심.</td></tr>
</table>

저자

김태유 신경과 전문의, 부산 윌리스병원 원장, 대한치매학회 회원,
대한신경과 의사회 부회장 www.brainhealth.net

윌리스 뇌과학연구소
인지기능 저하 등 뇌질환에 의한 증상 치료를 위한 연구, 개발을 진행하는 뇌과학연구소.
2014년 국민건강보험공단 치매특별등급자용 인지활동형프로그램 개발 공급하였다. 인지장애, 치매, 청소년 관련 연구, 프로그램을 개발 수행하며 교재, 교구, 전산화 프로그램을 개발 보급하고 있다.
인지재활심리사 교육 및 자격증 발급을 하고 있다.
www.brainhealth.co.kr 051-636-7570

임장석 삽화가

ART BRAIN HEALTH-그림을 통한 뇌 운동법 2

인지재활심리사를위한 틀린그림찾기

2018년 7월 20일 1판 1쇄 인쇄
2018년 7월 25일 1판 1쇄 발행

저 자 김태유 윌리스 뇌과학연구소
펴낸이 조재성
펴낸곳 서현사

등 록 2002년 8월 14일 제 03-01392호
주 소 경기도 고양시 일산동구 중앙로 1055번지 레이크하임 206호
전 화 031-919-6643
팩 스 031-912-6643

ISBN 979-11-88986-10-1(세트)
979-11-88986-12-5 97510

정가 10,000원